認知症
本人と家族の生活基盤を固める
多職種連携

［編著］山川みやえ・繁信和恵

日本看護協会出版会

はじめに

「認知症になっても、これまでと同じように暮らしたい」

山川 みやえ・繁信 和恵

　この表題の言葉は、認知症になった人や家族の願いであり、地域包括ケアシステムを推進していくうえで根幹となる考えです。高齢化が進むにつれ、認知症の症状を引き起こす疾患に罹る確率は高くなります。若年性認知症の問題もあり、その特有の症状から日常生活に多大な影響を及ぼすため、認知症は一人のひとりの人生そして社会全体が直面する大きな課題です。

　ここで、読者の皆さんと一緒に確認しておきたいことがあります。認知症は「脳の病気」です。スピードには個人差があるものの、病気の多くは進行し、あまりにもつらい状況になってしまう可能性が高く、そのうえ発症機序も治療方法もまだよく解っていません。しかし、本人と周りの人の理解や努力があれば、認知症をもつ人も生活の中でいろいろなことができるのです。そして認知症という病気はその人の人生の一部であり、その人の特徴の一つであると考えれば、病気とともに生きる人は認知症をもつ本人だけではありません。

　支える仕組みはさまざまにあります。介護保険制度をはじめとした公的サポート、家族会やNPO法人、ボランティア団体といったインフォーマルなサポートなど。それぞれのケースに合わせてこれらをうまく組み合わせていくことが、地域包括ケアシステムがめざすものです。

　認知症は病気ですから、当然、医療の介入が欠かせません。前述のとおり認知症疾患は今のところ根本的治療方法がなく、症状も変動しながら進行していきます。そのため長い経過の過程で、ときには興奮や徘徊などの行動心理学的な症状（Behavioral and Psychological Symptoms of Dementia：BPSD）への対応が難しくなることもあります。そのような場合は、生活支援を進めながら医療との連携を強めて生活を構築していく必要があります。

　認知症をもつ人を支援する誰もが、BPSDの出現をできるだけ防ごうと努力していま

す。支援者や介護者に疾患の経過や対応方法についての理解が進めば、さらにその出現頻度を減らすことができるでしょう。しかし、それでも介護保険サービスの利用や外来治療では対応しきれない困難なBPSDがあります。

　認知症にかかわる方の中には、精神科での入院治療に対して「抗精神病薬を多用し、身体拘束をしてすぐに寝たきりの状態にしてしまう」などと悪いことのようにとらえている人も多くいます。そのため認知症にせん妄を併発しているケースなどのように適切に入院治療を行う必要がある場合でも、家族や支援者が入院治療を躊躇することがあります。こうして、認知症を精神科病棟で入院治療をするという選択肢を、地域包括ケアシステムから除外して考える人もいるかもしれません。

　実際に精神科病棟で行われている治療では、非常に激しいBPSDの方へのケア技術を高め、抗精神病薬の使用や身体拘束をできる限り減らす努力を行っています。そして個々のケア技術は、次にその患者がケアを受ける場でも提供できるようにつなげる工夫をしています。このように、認知症をもつ人がその時々の状況に沿ってフレキシブルに地域の資源を使えるようにし、その時々での生活基盤を固めることが、地域包括ケアの基盤です。

　とりわけ、ケアマネジャーの方は、ご自身の地域で認知症のBPSDの入院治療を行っている精神科病院の精神保健福祉士などと交流を持つことをお勧めします。入院中にどのような治療やケアが行われているか理解しておくことで、入院治療が必要な時に適切な助言や介入ができ、よりよいケアの選択肢を拡げることにつながるでしょう。

　本書は、認知症の人が日常生活を継続することに重点を置いた公的サポートをよりよくするために、日々責任をもって自身の役割と向き合う専門職、家族、そして認知症をもつ人とともにつくりました。認知症疾患の長い経過の中で、言葉で意思を伝えられなくなったときでも、本人を中心としたサポートを達成できるように、発症から最期までのさまざまな場面で必要となるサポートのイメージを読者の皆さんと共有できるように工夫しました。この本が認知症とともに生きるすべての方々の一助となれば幸いです。

2017年4月

目　次

はじめに iii ｜ 目次 vi

第 1 章　多職種連携の課題

認知症と診断された人のこれからの人生について …………………………………… 2

初期の診断と支援を、本人を主体とした医療やケアにどうつなげるか ………… 5

医療と福祉のサービスをつなげて「その人らしい」生活を支えてゆく ………… 8

在宅での暮らしに最も近いところで、認知症という病の進行をとらえる ……… 12

認知症ステージの理解がその人の生活を見据える土台になる ………………… 15

変動する症状に伴う生活のしづらさを理解し、本人と家族の暮らしを整える … 19

「最期への希望」を家族はいつからどのように考えていけばよいのか ………… 24

個別の健康課題を地域全体の健康課題へ、という視点 ………………………… 27

第 2 章　疾患別典型 10 事例〜時系列チャート

「疾患別典型 10 事例〜時系列チャート」の活用法 …………………………… 30

case 01　女性・70 代／レビー小体型認知症 …………………………… 36
家族の熱心な介護／緩和ケアとの連携／在宅での看取り／終末期における家族の貢献

case 02　女性・50 代／アルツハイマー型認知症（若年性）………… 50
どこまで一人暮らしが可能か／チームケアの充実と家族の希薄な危機感

case 03　女性・70 代／アルツハイマー型認知症 …………………… 62
一人暮らしで病識がない／家族の協力が得られない／破綻寸前の在宅生活

case 04　女性・80 代／アルツハイマー型認知症 …………………… 72
入院から開始したサポート／初期集中支援の重要性／かかりつけ医と専門医の好連携

case **05** 男性・60代／意味性認知症（若年性） ……………… 86
社会的迷惑行為／疾患に対する家族の理解不足と偏見／セルフケア促進の困難

case **06** 男性・60代／脳血管性認知症（若年性） ……………… 96
ゆっくりとした進行／診断の変更／夫婦関係の不和／ソフトネグレクト

case **07** 男性・60代／アルツハイマー型認知症（若年性・膀胱がん）…106
なぜBPSDが悪化しないのか／家族の協力で断酒／作業療法グループと家族会

case **08** 男性・80代／レビー小体型認知症 …………………… 118
家族への暴力／在宅ケアの限界／認知症専門病院の役割／小規模多機能施設の活用

case **09** 男性・70代／アルツハイマー型認知症 ……………… 128
激しいBPSDによる家族の疲弊／主治医の悪い態度／外来看護の重要性

case **10** 女性・90代／疾患未鑑別 ……………………………… 138
接骨院への依存とサービス拒否／インフォーマルサポートをめぐる課題

第3章　多職種カンファレンスの進め方

連携をさらに強化する：多職種カンファレンスの活用方法 ………………………………… 152
発症後の合同カンファレンス：認知症疾患医療センターでの診断後のフォローとチーム形成 ………… 154
サービス担当者会議：チームでの支援が回り始めたらどうフォローするか ………………… 157
地域ケア会議：円滑な多職種連携にとって大切なこと …………………………………… 159

認知症をもつ人の家族のことば

専門医療機関への入院は、家族の関係を取り戻す時間 ……………………………………… 83
認知症ケアの軌跡と、家族介護者を支えたもの …………………………………………… 116

本書の執筆・協力メンバー 163 ｜ 用語集 168 ｜ おわりに 173

第 1 章　多職種連携の課題

第1章　多職種連携の課題

認知症と診断された人の これからの人生について

看護教員・研究者　山川 みやえ

「認知症」のインパクト

世の中には数え切れないほどの病気があります。種類によっては、治療法が確立していない病いや、症状が特徴的なせいでご本人や家族はもちろん誰からも不可解に思われてしまう疾患があり、その困難とともに毎日の生活を過ごしていかなければなりません。認知症という病気はその最たるものです。あらゆる病気の中でも、それは最もなりたくない病気の一つとして挙げられるかもしれません。

もしも「あなたはアルツハイマー病です」と診断を受けたらどうしますか？ 私の頭の片隅には、常にこの言葉があります。その問いに自信をもって答えられる人はきっと少ないでしょう。なかには、もしかすると「自分は認知症にならない！」と思う人さえいるかもしれませんね。

しかし 2015 年 1 月、厚生労働省は認知症者の数が 2025 年には 700 万人を超えるという推計値を発表しました。同時に 65 歳以上の高齢者では 5 人に 1 人がこの病気に罹患することも示されています。もはや認知症は、誰もがほぼ避けることはできないほど大勢の人々がかかる病気なのです。

私は看護教員として、学生が病気とともに生活する人を支援できるようになることを、いつも念頭に置いて指導しています。看護師は、対象となる人を病気だけでなく年齢や社会背景などあらゆる角度からとらえ、その人の状態をできるだけ詳細かつ正確に把握したうえで適切なケアを提供できなければいけません。これを前提に学生たちは数ある病気について学習していきますが、認知症もそのなかの一つとして、特徴的な症状、使用する薬剤、必要な検査、観察項目などを学びます。認知症はあくまで病気なのです。

しかし、世間での認知症のイメージは単なる病気の域をはるかに超えたインパクトをもっています。報道メディアなどでは毎日のように認知症の特集が組まれ、とりわけ「怒りっぽい」とか「徘徊する」などの精神症状や行動への対応の難しさに焦点が当てられがちなことから、見る人には不安ばかりがつのっていきます。

また、認知症になったことで会社を解雇されたり、介護のために家族が離職するなど人々の生活に及ぼす影響は大きく、認知症の症状を起こす病気（アルツハイマー型認知症、レビー小体型認知症など）と診断されたときに、人々が受ける絶望感はは

かり知れません。

認知症の定義とサポートのイメージ

　ここで、もう一度問いたいと思いますが、認知症と診断されたら一体どうすればよいでしょうか。「まさか自分が」とショックを受ける人がいたり、「やっぱりそうだったのか」と思う人などさまざまでしょう。

　どんなで病気もそうですが、自分が患った病気のイメージがぼんやりしている場合は、医師や看護師に聞いたり本を読んだりしてその病気の特徴を想像します。だいたいどれくらいで治るのか、この病気にはどんな治療法が有効なのか。

　しかし残念ながら、認知症の症状を起こす疾患の大部分はその原因がわかっておらず、確実に効果的な治療方法も明らかにされていないことが多いのです。つまり認知症と診断されると、他の病気よりもできることが少なく感じ、途方に暮れることが珍しくありません。

　ここで、認知症の定義を考えてみましょう。それにはたくさんのものがありますが、最もその事象を表しているものを紹介します。認知症とは、一度発達した知能が、脳の部位が変化することにより、広い範囲で継続的に低下した状態[1]を指します。知能は知的能力、つまり言語能力・記憶能力・実行機能・判断能力などから成り立っていて、いずれも生活するために必要不可欠な能力です。

　もちろん人によって程度は異なりますが、この知能が広い範囲で継続的に低下した状態では、生活するうえで徐々にさまざまな影響が出始めることになります。だから、もし認知症と診断されたら、時間とともにだんだんと日々の生活がうまく送れなくなることも視野に入れつつ、必要となる支援を適時に構築していかなければなりません。

　そして、この定義のなかで特に理解が必要なのは、「一度発達した知能」の低下がもたらす苦しみです。これまで当然のようにできていたことが徐々にできなくなる。成長を経験していく子どもとは違い、自身の充実した知能をフルに使っていろんなことが成し遂げられていた時期を知ったうえで、それらの低下・喪失に直面することは、誰にとっても大きな恐怖につながります。

　認知症をもつ人の支援者は、その人が時間の経過とともに徐々に自身の知能が低下していくプロセスの途中にあることを認識しなければなりません。そのうえで、初期には可能な限り発症前に近い生活を維持できるるようにサポートすることが重要です。

　認知症の診断が「死刑宣告」のようになってはいけません。他の多くの慢性疾患と同じように、この病気と上手く付き合いながら生活していく方法を、診断された本人とその人を支えるパートナーがイメージできるようにすることがとても大切です。

自立度の下降をいかに遅らせるか

　認知症の症状を起こす疾患の特徴についてはたくさんの解説書があるので、この本では詳しく説明しませんが、進行性で根本的治療法のない病気では、一般的に進行とともに生じる新しい困難にどう向き合っていくかを、ある程度予測しながら生活支援の準備をしていくことが重要です。

　図1は認知症の経過に伴う自立度のレベルを示しています。認知症は発病から徐々に知能が低下していくため「何かをしようと思ってもどうしたらいいのかわからない」「道具の使い方がわからない」「さっき言われたことを思い出せない」「言葉がうまく出てこない」などさまざまな症状が現れます。そしてできなくなることが徐々に増える不安や恐怖から、気分も落ち込みがちになります。

　また、憶えていないことをしなければいけない場面に遭遇したり、周囲の状況を理解できないまま別

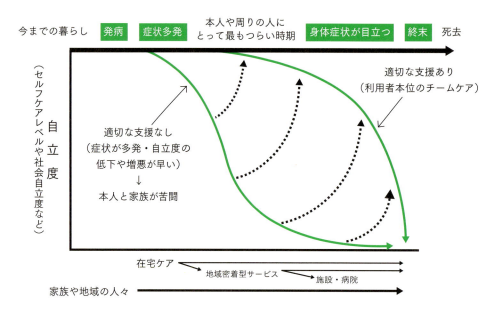

図1　認知症の経過と自立度

の場所に連れて来られたりすることで混乱しやすくなります。たとえば「仕事があるのになぜデイサービスにいかなければいけないのか？」と、強く抵抗してしまうようなことが生じます。

本人としては当然の気持ちなのですが、周りからは「興奮している」「抵抗が激しい」ととらえられてしまい、本人と周囲との間にどうしようのない隔たりができてしまうことが多いのです。

認知症の経過の中でも、このあたりが本人や介護者にとって最もつらい時期となります。その後は徐々に身体的な問題が増え、セルフケアレベルが下がり、身体的介助が重要となる時期が続きます。そのような長い生活を経て、やがて終末期を迎えるという経過を辿ります。

発病の初期から適切な支援があれば、認知症をもつ人の自立度は終末期までなるべく高く保つことが可能です。逆にそうでない場合、つまり認知症への理解が少ないために「できないこと」を叱責したり、望んでいない公的サービスを利用せざるを得なかったり、まだ働けるのに解雇されてしまったりす

ると、早い段階から自立度が急降下する恐れがあるのです。

一度落ちてしまった自立度はを元に戻すことは、本人にもパートナーにも、そしてわれわれ支援者とっても難くなります。初期からの適切なサポートが本当に重要なのです。

そのための仕組みとして、日本には介護保険制度があります。そこでの生活支援はフォーマル・サポートとインフォーマル・サポートに分けられ、後者の代表的な担い手としては家族会やNPO団体などがありますが、生活支援の基盤となるフォーマル・サポートの充実は欠かせません。本書の内容の中心となる第2章の「時系列チャート」では、このフォーマル・サポートの具体的な方法をご紹介します。

◉ 引用・参考文献
1）大熊輝雄：現代臨床精神医学，金原出版，2013.

（大阪大学大学院医学系研究科 保健学専攻 准教授）

第1章　多職種連携の課題

初期の診断と支援を、本人を主体とした医療やケアにどうつなげるか

認知症専門医　繁信 和恵

病名を伝えた後にすべきこと

　平成27年1月に策定された認知症施策推進総合戦略（新オレンジプラン）には、認知症の容態に応じた適時・適切な医療・介護などを提供していくことが掲げられています。これに沿って診断後に支援者がどのように認知症をもつ本人と家族をフォローしていくべきなのかを考えみましょう。

　ここ数年の間に社会全体の流れとして認知症への理解を深める普及・啓発が推進されたことで、家族や職場など周囲の人が早期に認知症を疑い、本人に医療機関の受診を勧めたり、自ら認知症を心配し受診する機会が増加しています。つまり、以前に比べ早期の段階で認知症性疾患の診断がつくケースが増えているのです。

　新オレンジプランの【基本的な考え方】では、「早期診断・早期対応を軸に〈本人主体〉を基本とした医療・介護などの有機的連携により、認知症の容態の変化に応じて、適時・適切に切れ目なく、その時の容態にもっともふさわしい場所で医療・介護などが提供される循環型の仕組みを実現する」と謳われ

ていますが、これを実現するためには、病院で医師がただ「あなたはアルツハイマー病です」と鑑別診断を行い説明するだけでは、全く不十分であることがわかると思います。

　そこで必要となるのは、本人の不安や生活のしづらさを汲み取り、そのうえで病態や今後進行により予測される症状を説明すること、つまり「ていねいな告知」です。

　がんなどの身体疾患と認知症の告知が大きく異なるのは、診断がついた時点ですでに認知機能低下が出現しており、しっかりした病識に乏しく、病態の理解が十分に得られない場合があることです。そのようなときにも、告知時の認知機能障害の状態に合わせて可能な限り本人が理解しやすい説明を行うことが大切です。しばらくすると忘れてしまう場合もあるため、医師だけなく外来や訪問看護師、ケアマネジャーや精神保健福祉士なども連携して理解を促す、あるいは告知後の希望を汲み取るかかわりをする必要があるのです。

　アルツハイマー型認知症に代表されるように、多くの認知症性疾患は進行を止めたり改善させる治

療法が未だにありません。そのため、本人主体の医療・介護などの徹底には、病気が進行して意思疎通が困難になった場合に生じるであろう出来事にどう対応してほしいかについて、できるだけ認知機能が保たれている時期に、時間をかけて希望を確認する必要があります。

　具体的には、まず身の回りのことが自分でできなくなったときの療養場所の意思を確認することが必要です。たとえば、

①自宅で療養したい
②施設で療養したい・病院で療養したい
③家族の判断に任せたい

などの選択が考えられるでしょう。また、在宅療養・施設療養を希望する場合には、

①在宅（入所）療養中に病状に変化があっても痛みや苦しみをとる以外の治療は希望せず、在宅（入所）療養を継続したい
②在宅（入所）療養中に病状に変化があった場合、在宅（入所）でできる範囲の検査や治療だけを希望し、在宅（施設）療養の継続を希望する
③在宅（入所）療養中に病状に変化があった場合、在宅（入所）でできる範囲の検査や治療だけを希望するが、前進状態が悪化した時には入院したい
④在宅（入所）療養中に病状に変化があった場合、検査や治療のために早いうちに入院したい、

などさまざまな意向が考えられます。さらに食事や水分が口から摂れなくなった場合のために、次のような意思を確認しておくことも必要です。

①栄養補給（中心静脈栄養／径鼻栄養／胃ろう）は受けたくない
②栄養補給（中心静脈栄養／径鼻栄養／胃ろう）を

受けたい
③水分補給は受けたくない
④水分補給は受けたい
⑤家族の判断に任せたい
⑥今は決められない

　これら以外にも、最後の時間をどこで過ごしたいか、血圧が下がった時にどうするか、事前に示した意思を家族やキーパーソンの希望で変更してよいかなどまで話ができると、より本人の意思を終末期の医療に反映できるでしょう。

時間をかけたていねいな支援を

　医療だけなく、このような生活のしかたに本人の意思を反映するためには、ケアマネジャーが本人の生活のしづらさに寄り添い、家族の希望も尊重しつつ、今後生じる生活障害を予測して最小限になるようにかかわる必要があります。

　本人や家族としっかり対話をしながらケアプランを作成する中で、仮に介護保険サービスを使う状態ではなくケアマネジャーがいないような場合には、地域包括支援センターのスタッフや病院の精神保健福祉士・医療福祉士などがその役割を担うことになるでしょう。

　初期には「心配をかけたくない」「迷惑をかけたくない」という思いから、家族に本当の希望を伝えられない方もいます。そのような場合には上記のような専門職だけでなく、家族会のメンバーなどの支援者の存在が重要になります。

　しかし一方で、すべての認知症の方が、病識や病感のある早期に診断がつき、支援が始まるわけではありません。支援や介入が困難になる事例の多くは、診断や介入がなされないまま認知症が進行し、幻覚・妄想や興奮などの精神症状や徘徊、介護サービスの受け入れ拒否といった問題が生じて初めて、

認知症の介入がスタートします。

　実際のところそのように、かかわりを開始した時点ですでに病識が乏しく「自分はどこも悪くない、物忘れなどしない、他人に世話をしてもらうことなど必要ない」と、介入を拒絶されることが多いのが現実でしょう。本人の拒否のため家庭での介護が困難になっている場合は、家族から早急な介入を望まれたり、独居生活者であれば近隣住民から早急な対応を望まれる場合もあるでしょう。

　本人主体の医療・介護であれば、このような「拒否」を尊重すべきでしょうか？　多くの方がそうではないと考えているはずです。むしろそのような場合にこそ、支援するそれぞれの専門職が、本人の自尊心や情緒面などを大切にし、かすかにでも感じている不安や生活の困難さ、疎外感を本人の希望に寄り添いながら改善するような支援を、根気よく模索する必要があります。

　それには、核となる支援者が介護保険サービスの導入だけを目的に介入を開始するのではなく、まず本人および家族が安心してかかわれる支援者となることに時間をかける必要があると思います。

一人ひとりの知識・共感力・調整力

　前にも触れたように、多くの認知症が進行性の疾患であるため、早期診断が"早期絶望"につながると言われてきました。それを解消するため、2018年度までに「認知症初期集中支援チーム」が全国すべての市町村に設置予定となっています。

　認知症初期集中支援チームは、医療・介護の専門職が家族の相談などを受け、認知症が疑われる人や認知症の人とその家族を訪問し、必要な医療や介護の導入・調整や、家族支援などの初期支援を包括的・集中的に行い、自立生活のサポートを行う役割を担います。

　本人にわずかにでも病気の認識があればそれに寄り添い、本人の生活のしづらさや生活への希望を引き出し、押しつけではなく本人の意向を踏まえたうえで、どこまでその先の進行期に備えた支援を行えるか。それは支援チーム一人ひとりの力にかかっています。

　私たち支援者には、それぞれの疾患の特性や進行の仕方を熟知していることはもちろん、共感力やコミュニケーション力、多職種との調整力が欠かせません。加えて、不足している資源や未整備な制度について行政にしっかりと提言していけるような力も必要です。

　鑑別診断を単なる病名告知に終わらせず、以前に比べて早期にできるようになった診断を本人のその後の人生によりよく反映させること。それは初期診断にかかわった者、初期支援にかかわった者の責務なのです。

（公益財団法人浅香山病院
認知症疾患医療センター長）

第 1 章　多職種連携の課題

医療と福祉の サービスをつなげて 「その人らしい」 生活を支えてゆく

主任介護支援専門員　川口 陽子

一人の人生に寄り添うケアマネジメント

　平成 12 年 4 月に介護保険制度が始まって 17 年が過ぎました。4 回の制度改正を経て在宅サービスを提供する事業所の数も大幅に増加しています。私たちケアマネジャーも選択肢が増えたぶん、連携の場面においてマネジメント力の必要性が高まってきていると感じています。

　認知症が疑われる利用者に対応するケアマネジャーは、在宅生活を継続するうえでとりわけ重要な役割を担っていると感じます。身近な家族が認知症を患い、周辺症状に悩まされて疲労困憊していく中で、適切なアドバイスや情報提供、事業所の選定や紹介など、親身になって寄り添えるのがケアマネジャーの特長だと感じています。

　たとえ独居で身寄りがない状況で認知症を患ったとしても、本人の想いに寄り添い、住み慣れた地域でできる限り在宅生活を継続していただけるかどうかは、ケアマネジャーのかかわり方によって大きく左右されると感じています。

　筆者がケアマネジャーとして働き始めて 2 年目に出会った I さんという女性は、当時 80 歳でした。50 年あまり公団で独居生活し、地域の活動にも積極的に参加。人望が厚く、友人や知人もたくさんおられた様子でした。身寄りが全くなく「一人での生活に不安がある」と申請代行の依頼がありました。若くして結婚し、ほどなく夫と死別したので子どもはいません。独身のまま仕事を続け定年まで勤めたとのことでした。

　I さんは 40 代で子宮がんを患い、その過程で腎機能障害を来し自己導尿となりました。信仰心に厚くお寺に住み込み生活していたこともあり「自分が亡くなった後は、永代供養をしてもらえる話がついている」とおっしゃっていて、お寺の連絡先も教えてもらいました。

　訪問介護のサービスを利用しながら 4 年余りが過ぎ、介護保険制度の使いにくさを訴えながらも、私との関係性は良好に構築されていきました。

　しかし、その頃から体調不良を訴えることが増え、ある日「自分が亡くなった後の自宅の後片付け

や、お寺さんへの連絡をすべてお願いした」と、そのお願いをされた友人の紹介を受けました。まとまった現金も預けたとのことで、経済的な余裕がある印象を受けました。

1年後、Iさんは軽度の脳梗塞を発症し、主治医からの助言もあって、ヨガを中心とした半日型のデイサービスに通い始めました。その後は定期的に受診し、服薬もきちんとできており体調を崩すこともなく、友人との外出の機会も増えデイサービスは1年程度で休止となりました。冷蔵庫の横にカレンダーを貼り付けて1カ月の予定を記入しており、通院も含めよく外出している様子が伺えました。

さらに2年が経った春頃から、物忘れの症状が強くなり「物がなくなった」といった発言が増えてきました。そしてその年の暮れに、Iさんより「友人に自宅の鍵を預けていたが留守中に侵入され、ストーブや着物、新品の布団を盗まれた。警察沙汰にはしたくない。鍵を預けた自分が悪かった。鍵を変えるので事業所で預かってほしい」と相談を受けました。事業所内で話し合い、地域包括支援センターへも相談して地域包括支援センター職員の立会いのもと、鍵を預かることになりました。

その友人とは、以前に身辺整理を依頼していた人で、今回のことをきっかけに預けていたお金も返してもらい、それ以後連絡も取っていないとのことでした。認知症の進行とともに友人も離れてしまい、支援者間で後見人の必要性を話し合い、訪問のたびに将来のことを具体的に説明するようにしました。

しかしIさんは「死んだらお寺に連絡してくれればいい」の一点張りで、後見人についてなかなか理解してもらえませんでした。あくまで「入院や入所はしたくない。自宅で最期まで過ごしたい」という意向でした。たとえば、訪問時に多量の残薬に気がついたとき、受診に私が同行することや訪問看護の導入について提案しましたが、「自分でできているから」といずれも拒否されました。残薬についても

「今は飲まなくていいと指示された薬だ」と言い張り、かたくなな様子でした。とりあえずお薬カレンダーを持参し、活用するよう助言しました。

ある日、Iさんから「十数年来続けている習字の先生が、自分の今後のことについて相談に乗ると言ってくれた」と連絡を受け、面談する機会ができました。その方はIさんの異変に少し気がついておられて、できる範囲で協力していただけることになり、とても心強く感じました。

その後、習字の先生から「Iさんの様子がおかしい」と相談がありました。稽古日の確認が何度も入り、その都度説明するが、違う日に教室まで行ってしまい「誰も来ていない」と怒って電話をかけてくることが度重なるようになってきたのです。そこで、地域包括支援センターに連絡し、この習字の先生に後見人になってもらえる方法について相談していきました。

私が訪問した際も、明らかに症状の進行がみられ、冷蔵庫の中は賞味期限切れの食品が目立ち、カレンダーもほとんど記入がなく、仏壇のお花は枯れ果て、供え物は腐った状態でした。生活の様子や残薬の状況を尋ねると険しい表情となり「そんな話をするのなら来てほしくない」といった態度や発言が増えてきました。それでも、幸い日常生活はなんとか送ることができていたので、強引に介入するよりもIさんに拒否されないように様子を見ながら後見人を進めていくことを支援者の間で話し合いました。

そのような矢先に、Iさんの状態が一気に悪化し「お金を盗られた」と警察を呼んだことから、地域包括支援センターやケアマネジャーである私にも連絡が入りました。訴えの内容につじつまが合わず、手元に現金が1,000円しかないことが混乱の原因でした。郵便物を確認したところ、年金の振込口座を近隣の銀行に変更しようとした形跡があるのですが、途中で手続きをしたことを忘れてしまったようでした。地域包括支援センターにも協力を依頼し、I

さんと一緒に銀行や郵便局を回り、当面をしのぐ段取りを行いました。

その時、Iさんには預貯金がほとんどなく、諸経費を除くと生活費として1日1,000円しかないことが判明しました。生活保護の申請も行いましたが、制度適用の境界線レベルとして却下。日々の金銭管理も大きな課題となったので、地域包括支援センターとも相談し、安心サポートや後見人制度の導入を進めていくことにしました。また、サービス担当者会議を行い、ヘルパーサービスの回数を増やし、冷蔵庫の整理整頓や調理のサービスを導入していく段取りで本人とも合意しました。

しかし実際に動き出すと、安心サポートの面接を拒否したり、ヘルパーの訪問を「自分は頼んでいないので必要ない」と玄関先で追い返したりと、サービス導入に困難が伴う状況が続きました。この間は私もほぼ毎日のように呼び出され、ヘルパー介入が必要な理由と、1日に1,000円で生活をしていかなければならい状況を根気よく説明し続けました。Iさんは私や馴染みのヘルパーに対しては気弱で従順な様子でしたが、そうでない訪問者には気丈に振る舞って凛とした態度で接するため、とても認知症とは思えないような発言を繰り返していました。

また、医療機関にかかっていないこともわかり、まずはかかりつけ医に認知症の診断を相談し、検査を受けました。しかし医師からは脳の萎縮を指摘されただけで診断も投薬もなく、通院の必要性もないので早く入所先を探すよう言われました。自己導尿の手技も忘れていたようで、長年診てもらっていた泌尿器科の医師にも相談したところ、心配して何度か連絡されていたようでした。とりあえず月に1回、私が同行して受診を継続することになりました。

その後、胸痛を訴えて救急搬送となり入院。そこで末期肺がんのため余命3カ月から半年という診断が下りました。医師が告知したところ、Iさんはきっぱりと「延命は望まない」と発言し、退院先は自宅を強く希望しました。その思いに添うため、事業所間や地域包括支援センターとも話し合い、退院前のカンファレンスにて、状態観察のための訪問看護、入浴を目的としたデイサービス導入、日常生活支援のためヘルパー導入を条件に、退院することを決定しました。

その頃は一人で外出もできなくなっていたため、サービスの介入はスムーズに行えました。泌尿器科の医師も訪問診療に切り替え、定期的に訪問するようにして尿路感染のリスクを定期的にフォローする体制ができました。

ある日、訪問看護師が訪問したところ応答なく、預かっていた鍵で扉を開けようとしましたがチェーンがかかっていたため、救急車とレスキュー隊が出動。入ってみるとIさんは無事で、本人はキョトンとした様子でした。

急遽、訪問看護・訪問介護と連携して今後の体制について話し合い、対応を検討しましたが、翌日自宅に訪問した際には自力でベッドに上がることができず、床で倒れ電気ストーブに足をかざした状態で発見されました。火災のリスクが高く、独居生活は難しいと支援者間で判断し、本人も納得のうえでショートステイの緊急受け入れ先を手配しました。

その後、同施設にロング・ショートステイをお願いし、住み慣れた地域での看取りを引き受けられる事業所を検討していこうと考えていました。しかし、すぐに呼吸苦を訴え再入院となったため、本人の了解を得たうえで、本来は何百人待ちといわれた特養に理解を求めたところ入所が認められ、1カ月ほどでIさんは安らかに生涯を終えられました。

多職種をつなぐ

Iさんの支援を振り返り、もう少し早い段階で専門医につなぐべきだったと反省すべき点も多々あります。しかし約10年間、担当を変わらず継続的に

かかわれたことから、早い段階から彼女の人となりや人生観を知り、終末期の対応にも戸惑わずに支援することができました。事業所と自宅の距離が非常に近く、緊急時の対応が迅速に行えたことも認知症の利用者を支援するうえでは重要だと思います。

習字の先生の協力のもと、彼女の想いの代弁者となって、地域包括支援センターをはじめ泌尿器科の医師、主治医、ヘルパーステーション、訪問看護ステーション、ショートステイ先との連携、また特養の理解も得られて、Iさんらしい最期の看取りができたと思います。Iさんはいつも「あんたの顔をみたらほっとするわ」と言ってくださいました。ケアマネジャーとして支援することで得られる最良のものは、この一言に尽きるかなと思っています。

多職種との連携においては、ケアマネジャーが中心となって、それぞれが本人と「点」で交わっている専門職から情報収集を行い、立場ごとの見解に沿いつつ分析をし、その内容を関連する事業者へ発信します。こうして地域での生活が継続できるよう支援していくことが私の役割だと思います。そのため

には、現場で支援者同士が顔を合わせ、本人の状態や表情を一緒に観察することで、問題解決に向けたよりよい支援ができると実感しています。

認知症のチームケアでは、できるだけ早い段階からかかわりを持つことが重要です。ご本人の人となりを知り、その人の望みに沿った生活をできるだけ長くできるように、セルフケアを促すチームづくりを行うこと。それがケアマネジャーの仕事です。そのためには日頃より事業所間で顔の見える関係性づくりに努めることが必要不可欠だと考えています。

（株式会社マザーハウス　ケアプランセンター
主任介護支援専門員）

第1章　多職種連携の課題

在宅での暮らしに最も近いところで、認知症という病の進行をとらえる

かかりつけ医　岡原 和弘

認知症の早期発見・早期治療

1. 早期発見

　2025年には軽度認知障害を含めた認知症の患者数が1,300万人になると推測されています。その多くは高齢者で、もともと何らかの慢性疾患を抱え医療機関を受診されている場合がほとんどです。かかりつけ医が果たす最初の役割は、そこで初期の認知症を見つけ出すこと、早期に発見をすることです。

　たとえば受診の間隔が不規則になったり、夕食後に服用する薬だけが残っているような人には物忘れが疑がわれるため、精密検査につなげる場合があります。また、診療所の医療スタッフが認知症の基本的な知識を持っていることは当然ですが、当院では受付など事務スタッフにも教育を行い、待合室で接する患者さんの言動から認知症の疑いを読み取って医師に報告するよう指導しており、実際にそこから認知症が発見されたケースもありました。

　高齢者には、診察室でありのままの姿を見せてくれない面があります。私自身これまで長く診察して

きましたが、患者さんの認知症を見抜けなかった苦い経験をもっています。特に初期の認知症に気づくことは難しい場合が少なくありません。本人にその自覚がなく、あるいはあったとしても黙っていることが多いため、やはり普段から接している介護者や家族の気づきが早期発見に大きく貢献します。

　認知症が頻度の高い一般的な疾患として位置づけられるようになった今、診療科目にかかわらず、すべてのかかりつけ医が疾患に関する一定の知識を習得し、日常の診療を行うことが求められています。たとえば、行政と地区医師会が主体となって毎年開催されている「かかりつけ医認知症対応力向上研修会」のほか、認知症疾患医療センターや医師会主催の研修会・講演会など、かかりつけ医が知識を深める機会は多くあります。

2. 早期治療

　かかりつけ医が認知症を疑った場合の対応にはいくつかのパターンがあります。一つは診断まで行い治療を開始するパターン。もう一つは認知症疾患医

療センターをはじめとする認知症専門医療機関に紹介して、診断・治療を依頼するパターンです。地域のかかりつけ医でも、長谷川式簡易知能評価スケール（HDS-R）や認知機能検査（MMSE）といった認知機能評価を行ったうえで、MRIなどの画像診断と、甲状腺機能低下症や代謝性疾患、感染症、うつ病などの除外診断を実施し、認知症の治療を開始する場合もあります。

日常診療

かかりつけ医の次の役割として、日常診療が挙げられます。認知症の患者さんは糖尿病や高血圧症などの疾病を有していることが多く、そうした病気の治療や体調管理も重要です。特に服薬管理が十分にできていないことが多いため、本人だけでなく家族や介護関係者と情報を共有して診療を行うことが必要であるため、家族が診察に同伴されることをお勧めします。

介護保険制度の利用と連携

1. 主治医意見書の記載

認知症に限らず、高齢者が介護認定を受ける際には主治医意見書が必要です。保健・医療・福祉に関する学識経験のある委員で構成される介護認定審査会において、主に認定調査結果をもとにコンピュータで行われる1次判定結果と、調査員の面談による特記事項、そして主治医意見書の3つの資料によって総合的に審査判定が下されます。

適切な介護認定には主治医意見書の正しい記載が必要なのですが、月に1〜2回の診察だけでは、患者さんの日常生活における身体状況をすべて正確に理解するのは難しい場合もあります。

私の地域では、主治医意見書の予診票を作成し、事前に本人と家族もしくはケアマネジャーに普段の状態を記載していただいたうえで、それを参考にかかりつけ医が主治医意見書を作成しています。手間が増えてしまいますが、このような書類のやり取りが連携のきっかけになり、顔の見える関係づくりに役立っています。

このように、主治医意見書は認定審査に利用されるだけでなく、ケアマネジャーがケアプラン作成の基本情報として利用する、重要な資料でもあります。

2. ケアマネジャーとの連携

認知症の方の日常ケアにおいて、かかりつけ医はケアマネジャーとの連携を密に行うことが望まれます。連絡票を活用し、主にFAX・電話を用いてお互いに負荷が少ない方法で連絡を取っていますが、必要な時には診察時や診察後に来ていただいたり、患者さんの自宅や診療所でケア会議を行うこともあります。

3. 訪問看護の利用

認知症の方は、比較的初期の段階から生活習慣への関心が薄れてきたり、薬剤の管理ができなくなったりします。また進行とともに排便・排尿、嚥下、入浴、整容、口腔ケアに関する問題が生じてきます。そこで訪問看護サービスを活用してこれらの問題に対処するとともに、本人と家族の心のケアや相談にも対処することが望まれます。ここで重要なのは、かかりつけ医と訪問看護師の連携を密にして情報を共有することです。

4. 在宅歯科診療・薬剤師との連携

口腔ケアの必要な認知症高齢者には、歯科医や歯科衛生士による歯科治療や口腔ケアを在宅で受けていただくこともできます（依頼時にはかかりつけ医からの紹介状が必要です）。また、多剤服薬や複数医療機関からの投薬がある場合、かかりつけの薬局をもつことで、投薬内容や残薬の確認および飲み合

わせのチェック、服薬に関する助言などを得ること
もできます。

5. 専門医との連携

　在宅療養の段階になると環境の変化や身体状況の
不調からBPSDが出現することもあります。まずは
かかりつけ医で対応しますが、困難なケースでは認
知症疾患医療センターをはじめとする認知症専門医
療機関と連携を図ります。重症となった場合は専門
医療機関にも相談し、診療情報をあらかじめ提供す
ることで、急を要する時にもスムーズに対応が可能
となります。

進行していく中での在宅医療

　さらに認知症が進行していくと通院が困難になり、
在宅医療へ移行します。住み慣れた自宅で生活を続
けられる場合や、さまざまな理由から施設に入所さ
れる場合があります。この時点でかかりつけ医との
関係が絶たれてしまいがちですが、地域包括ケアの
観点からは、施設入所後も元のかかりつけ医が引き
続き在宅診療を続けられる環境づくりが必要です。

1. 介護者・家族の支援

　介護者・家族に対する支援も、かかりつけ医の重
要な役割の一つです。軽症であれば本人だけで受診
されていることが多く、介護者、家族がどのような
問題を抱えているか把握しにくいこともあります。
身体状況や認知症に関する治療に必要な情報を十分
に得るためには、家族や介護者にもかかりつけ医の

受診に同伴していただく必要があります。そうする
ことで介護者や家族が気づいている症状や、困って
いること、悩みにも耳を傾けることができます。

2. 看取り

　さらに重症になると食事が摂れなくなり、看取り
を視野に入れる段階を迎えます。ここでは家族・本
人がどのような最期を希望されるのかについて早い
段階から話しておくことが求められます。延命を望
まれない場合は、自宅で静かな最期を迎えることも
可能です。家族の不安も大きくなる時期ですが、か
かりつけ医からどのようなことが起こり得るかにつ
いて説明を受け、訪問看護を活用することで安心感
を持つことにつながっていきます。

まとめ

　かかりつけ医の役割として、以上のように認知症
の早期発見、早期診断、早期治療、日常診療、主治
医意見書の記載、ケアマネジャーとの連携、訪問看
護の利用、在宅医療、在宅歯科診療・薬剤師との連
携、専門医との連携、介護者・家族の支援、看取り
を挙げました。認知症は誰もがなる可能性のある
病気です。高齢であればあるほど罹りやすい疾患で
もあるため、その前に信頼のできるかかりつけ医を
持っておくことをお勧めします。

（医療法人岡原クリニック 院長、
一般社団法人堺市医師会 副会長）

第 1 章　多職種連携の課題

認知症ステージの理解が その人の生活を見据える 土台になる

保健師　清水 美代子

ステージ別ケアを推進する必要性

　認知症という病気では、なぜ進行の度合いに応じてケアを行わなければいけないのでしょうか。それは時間とともに移行するステージによって必要なケア（ケアニーズ）が大きく変化するからです。

　たとえば排泄ケアについて考えてみましょう。認知症が軽度な場合はトイレが間に合わず失敗することがあっても、自分自身で後始末するなど対処に工夫ができます。しかし症状が中等度になると、尿意や便意があってもトイレの場所がわからず、ウロウロしているうちに失敗することがあるので、トイレ案内の工夫や誘導が必要となります。そして重度になると、尿意や便意が不確実であったり、便座に座ってもどうしていいかわからない状態となるため、おむつでの対応になってしまいがちです。しかし根気強くトイレ誘導を続け、排尿時の座位姿勢を整えることで排尿を促すなど、トイレでの排泄をできるだけ継続できるようにサポートしていくことが必要です。

　こうした本人の自尊心を重視した排泄ケアは、疾患の進行ステージを評価せずには成り立ちません。これまでの経過から今後のことを予測し、将来のケアニーズを踏まえたうえで、現在のケアを組み立てたいものです。

　ステージ別のケアで留意すべきなのは「できること」の評価です。「できないこと」を補佐しつつ「できること」を維持できるよう工夫するのです。この場合「していないこと」の中にもできることがあるという視点をもつことが必要であり、実際にやれていることだけが「できること」ではありません。

　ステージを踏まえない不適切なケアは、本人のストレスを増大させ、BPSD の引き金にもなります。診断から看取りまでの道のりで、やりたいことを諦めざるを得なくなった口惜しさや、自分の存在意義や役割を喪失することで生じるこころの痛みなど、私たちには、認知症をもつ人が背負わされた大きな重い荷物を少しでも軽くする使命があるのです。

認知症ステージの特徴

認知症のステージを、発症・診断・サービス導入（初期・中期・終末期）に区分して、以下に各期の特徴を述べます。なお、認知症の症状を起こす疾患によって進行のしかたや経過中に現れる症状が多少異なるため、罹患者の大半を占めるアルツハイマー型認知症について説明します。

1. 発症

仕事など高度な判断や理解力などを要する作業に支障が現れ始めるので、多くの場合、異変に最も早く気づくのは本人です。しかし当初は「まさか自分が」という葛藤を抱え、なるべく他人に隠そうとしますが、徐々に職場の人や家族などの周囲から見ても変化が明らかになります。

2. 診断

「認知症」という言葉は、熱や咳などと同じように一つの症状名なので、まずその原因疾患の診断が必要となります。大方は根治が望めないものの進行を遅らせたり、病気の種類によっては手術などで治せる場合もあります。

何よりも診断は、本人や家族がこれからの暮らしの備えを行い、ケア体制を構築するうえで重要であり、本人と家族そしてケアスタッフがともに次のステージを歩むための第一歩なのです。

3. サービス導入
①初期

仕事のミスが目立ち、就労継続が難しくなります。日常生活でも、薬の飲み忘れやゴミ出し日の間違えなどがみられ、複雑な家事や整理整頓、金銭管理ができにくくなります。しかし声かけなどちょっとした援助があれば、身の回りのことなどは自力でできますし、行き慣れたところであれば一人で外出も可能です。

ただし、就労している場合はごく初期であっても失職となる場合があるのでスピーディなサポートが必須です。

②中期

物忘れが目立ち、置き場所を忘れて探し回ったり、日に何度も同じことを尋ねたり話したりします。慣れた場所でも迷うため、一人での外出や、これまでこなしていた日常生活行為が困難となり、排泄・入浴・身だしなみなどの身辺管理にも介助が必要になります。

そうすると周りにいる人はつい、できることまでやってしまいがちですが、たとえば料理なら「切る」「皮をむく」「炒める」といった一つの作業であれば行えるし、身体で繰り返し覚えてきたことなら自分だけでできたりします。

③終末期

直前のことも忘れてしまい、自分のいる場所や近親者の識別もできなくなることが多いです。まとまりのない言葉が増え、けいれん発作が起こる場合もあります。また失禁や摂食・嚥下障害により、食事や洗面、入浴、更衣などに多大な介助を要します。

最期は言葉もなくなり、歩行もできず寝たきりになることが多くみられます。誤嚥性肺炎を繰り返したり、尿路感染症・肺血症・褥瘡・発熱などの身体合併症も発症しやすいため、胃ろうなどの経管栄養や合併症に対する治療をどこまで行うかという問題も生じます。いずれにせよ、快・不快などを感じ取る力は保たれていますので、緩和ケアが最も優先されます。

認知症の原因疾患による症状の違いは、たとえばレビー小体型認知症や脳血管性認知症では、比較的早期から運動障害がみられますが、アルツハイマー型認知症や前頭側頭型認知症では、かなり進行し

ないと症状が目立ちません。物忘れなどの記憶障害は、レビー小体型認知症や前頭側頭型認知症の初期には表れにくいといった特徴が挙げられます。

BPSDはどのステージでも起こり得ますが、初期から中期にかけて増大していき、さらに進行すると減少する傾向があります。

ステージによって出現しやすい行動・心理症状もあります。物を盗られる妄想は初期から出現し、徘徊は中期に、異食（食物以外のものを食べてしまう状態）などは末期にみられます。

BPSDが出現したり認知症の症状が急に悪化した場合には、他の疾患の合併や持病の悪化、薬の副作用、生活環境の大きな変化、精神的ストレスなどの原因が関与することがあるので、その原因を考えて対処することが必要です。

また、発症後しばらくは日常生活に支障がないためケアの面からはどうしても軽視されがちですが、初期だからこそ大切なケアがあります。

本人は「自分はこれからどうなっていくのだろう」という不安感や絶望感に駆られており、精神的ケアが最も必要な時期を過ごしています。それは若年性認知症であればなおさらで、自分の生い立ちや価値観、希望などを語ることができるうちにしっかりと聴き、受け止めることが大切です。

こういった初期における関係性の深まりが、その人の意思を最期まで尊重するケアにつながっていくのです。

周りのサポーターの育成とスタッフの資質向上

私たちはみんな、人との関係性の中で生きており、近隣・友人・店員・駅員・同僚や上司など、さまざまな人々によって日々の暮らしが支えられています。認知症をもつ人の最もつらい体験の一つは、これまで築いてきたこれらの人とのつながりが変容

したり、途切れたりすることです。これに対して私たちには何ができるでしょうか。

例を挙げてみましょう。雅恵さん（仮名・60歳）にとって、友人は心強い存在です。外出の時は、道に迷わないよう友人らが交代で同行してくれています。近所のスーパーには一人で行って買い物をするので、そこでは店員さんが頼りになる存在です。認知症のことを伝えてあるので「小銭が重そうだから使ったら？」と声かけしてくれるし、店に持ち主のわからない忘れ物があると「あなたのじゃない？」と電話をかけてきてくれるそうです。

また、恵理子さん（仮名・55歳）は、認知症になってからも介護の仕事を続けています。「みんなが助けてくれるし、話し相手やお世話など、できることをさせてもらえているから、精一杯やりたいと思っています」と生き生きと話されます。上司も「恵理子さんだからこそできることがある」と応援しています。このような周りのサポーターの存在は、本人の生きる力となります。

ケアは、専門職だけでは成り立ちません。サポーターの育成は、重要かつ僅々の課題と言えましょう。そして、専門職にはサポーターの育成や、協働して本人を支えていくというスタンスが求められています。中期から終末期になると、セルフケアを維持するための日常的ケアや、身体管理におけるスタッフの資質の向上が課題となります。

たとえば、幸子さん（仮名・91歳）は、介護老人保健施設に入所しています。終末期となり、動くものをわずかに目で追うだけで、発語も体動もありません。ベッドサイドにはA4用紙2枚にベット上でのポジショニングが図示されています。幸子さんの写真入りのオーダーメイドです。また、リクライニングの車椅子にも座位姿勢の図が吊り下げてあります。理学療法士が介護・看護スタッフに対してポジショニングの徹底を図る目的で作成されたのでしょう。しかしそこには、少しでも安楽にという理学療

法士と介護・看護職の熱意が映し出されています。

　こうしたことは面会に訪れる家族にも大きな学びとなります。そこから伝わってくるものは「最期まで尊厳あるケアを」というメッセージであり「生命」を凝視することの大切さでもあります。家族はこのようにして介護者としても、人としても成長し、ひいてはケアチームの一員となるのです。

　技術は、多様性に富む実際の活動場面を通して磨かれます。それは自らの技術の真価が問われる場でもあり、ケアチームの総意や家族をとおしてさらに価値づけされるということを、ここに挙げた例たちが物語っているように思います。

　自らに求められる資質とは何かを真摯に問い続けていきたいものです。

（元兵庫県社会福祉協議会 ひょうご若年性認知症
生活支援相談センター 保健師）

第1章　多職種連携の課題

変動する症状に伴う生活のしづらさを理解し、本人と家族の暮らしを整える

看護師　桑木 智美

標準化された高度なケアをめざして

　認知症をもつ人が認知症治療病棟（精神科病床）に入院する理由は、BPSDとよばれる精神症状の悪化によって、家族や介護者が地域生活の維持に困難を生じるためです。

　具体的には、目的なく徘徊し続け危険が伴う、夜中に眠れず幻覚があるような言動に介護者も疲れ切る、オムツ交換を行おうとすると抵抗し叫び続ける、妄想などで拒食となり生命に危険が及ぶ、施設の中で他の入所者に暴言を浴びせ共同生活が難しいことなどです。

　かつては、認知症を「何もわからなくなる病気」と考え、徘徊や興奮などの症状だけに目を向け、本人の訴えを理解しようとするところか、疎んじたりすぐに抑制するなどの不当な扱いが行われる時代がありました。精神科看護師はそうした歴史を振り返り、専門医療従事者として標準化された高度なケアを提供していこうという思いがあります。

　現在の医療でアルツハイマー型認知症などの認知症を引き起こす疾患は治癒できませんが、病気になっても本人の意思を尊重し、病気の進行とともに変動する症状とうまく付き合いながら対応していく必要があります。そこで私たち看護師は、本人と家族が直面する生活のしづらさを理解し、環境と生活リズムを整えることにより、できるだけ安心して暮らしていけることを大切にしたいと考えています。

　入院に際しては、認知症に正しく対応できる専門医療をすみやかに提供し、環境の変化による混乱を最小限に抑えて、地域で質の高い生活を継続できる方法を考えることが必要です。

　本人や家族、介護者へ早期から適切なサポートを提供し、効果的に退院支援を進めていくことが重要であるため、当院では2012年7月から「認知症クリニカルパス」[※注]（以下、パス）を作成し、認知症をもつ人の入院時ケアの標準化と、地域連携を見据えた退院支援に多職種で取り組んでいます。ここではその作成経緯と運用の実際を紹介します。

※注：治療や検査の標準的な経過を説明するため、入院中の予定をスケジュール表のようにまとめた入院診療計画書。

チーム全体の動きを一望したい

　当院では、パス作成以前からチーム医療を大事にしてきました。チームのメンバーは医師、作業療法士、臨床心理士、精神保健福祉士、看護師、ケアワーカー（介護職）で構成され、認知症疾患の早期発見・早期治療、BPSDの症状が著しい患者への集中的な治療提供、介護サービスなどの社会資源活用、そして家族支援を行っていました。私たち看護師は、変動する症状を抱える本人と家族が直面する生活のしづらさを理解し、暮らしを整えるケアを大事にしたいと考えていました。

　入院が決まるとチームはすぐに情報収集を開始し、多角的にアセスメントする必要があります。症状の誘因、背景、患者の興味や関心、能力を発見し、情緒の安定・活性化のために何が有効か、安全で安楽な環境調整と残存機能に働きかけたケアを実践評価し、次なるステップを経て退院へとつなげていかなければなりません。

　この複雑な動きを可視化するために、当初は看護チームだけでマニュアルを作成しようとしました。しかし本人と家族を中心に置きつつ、多種多様なスタッフがそれぞれの高い専門性を発揮し、情報を共有してケアの方向性を一致させながら患者の状況に的確に対応するためには、あらゆる職種の動きが一望できる標準されたツールが必要だという思いが高まってきました。そして私たちと同様、よりよい医療を実現したいと考える他の職種から共感を得て、当院の強みであるチーム医療を可視化してみることに意見がまとまりました。そうして実現したのがこの「認知症クリニカルパス」です（図1）。

多職種で決めた「目的」

　従来のパスの多くは、病気を治すうえで必要な治療・検査・ケアなどを縦軸に並べ、横軸に時間（日付）を記したスケジュール表であり、期間は1週間程度のものです。これに対し当院のパスは「患者目標」と「アウトカム」「中間アウトカム」を時間軸に設定し、症状改善に要する時間に加え退院後の施設申し込みやサービスの調整も視野に入れ、期間を3カ月にしました。

　さらに、パスの中で患者目標を達成するため、各職種がどういったケアを提供するのかを示し、インフォームドコンセントをいつ誰と行うのかなども明確にしました。バリアンス（クリニカルパスで予想されたプロセスとは異なる経過や結果のこと）が発生しても、期間をさかのぼって途中から使用することも可能にしました。このように、認知症医療の特性を考慮したパスを作成して、有効だった実践や工夫が積み重ねられたケアを標準化し継続していけるようになることを、多職種でのパスの目的としました。

どこにこだわったのか

1. 「患者目標」「アウトカム」を多職種共通のものとして設定

　私たちが認知症ケアにおいて大切にしたいことや、パスの目的を達成するために、多職種共通の患者目標とアウトカムを設定することが必須と考え、その決定に試行錯誤しながら多くの時間を費やしました。すべての職種が共通の目標に向かうことで、チーム内でのコミュニケーションが円滑になり、互いを理解してケアの方向性を一致させながら、患者の状況に的確に対応できると考えたからです。

2. 医療と介護の橋渡し　ケアマネジャーとの連携

　2012年に認知症で入院した患者のうち、7割以上が当院の所在地である大阪府堺市外からでした。広域にわたり在宅や施設への退院を進めていく場合、病院の精神保健福祉士だけで情報収集を行い、退院支援していくことに限界があります。そこで、入院

認知症クリニカルパス　　　　　　患者名　0　　　　ID：0　　　　病棟：　　　主治医　0　　看護師　PSW

項目		入院前	入院 1日目 1900/1/0	1週目 7日 1900/1/7	1ヶ月 30日後 1900/1/30	2ヶ月 60日後 1900/2/29	3ヶ月 90日後 1900/3/30
アウトカム							
患者の目標		□外来受診ができる	□入院環境に適応できる	□診断に対する治療を受ける	□自宅に退院する □施設に入所する	□不安なく退院できる	□退院できる
中間アウトカム		□家族・施設職員が病状理解・入院説明、選手続きについて正確に理解する	□患者・家族が病状環境に慣れる	□BPSDに対する治療を受ける □家族が不安なく配慮することを相談できる	□BPSDの軽減が図れる □地域生活に戻る準備ができる	□安定した状態を維持・継続する □退院後の準備をすすめる	□多職種でアセスメントしたBPSDの要因について □退院後の支援が理解できる
各職種の目標	医師	□鑑別診断と病状の評価	□BPSDに悪影響を与える要因の減少 □薬物治療を開始する（中止）	□薬物治療の対象を開始する	□薬物治療を継続する	□安定した状態を維持・継続する	□退院後の支援者にBPSDに対する薬物治療について理解してもらう
	看護師	□入院に対する不安の軽減	□症度変化による不安の軽減 □患者背例収集	□BPSDの軽減に向ける入院環境と病状を整える □安全・安楽なセルフケア下の環境と病状を整える	□安全・安楽なセルフケア下の環境と病状を整える	□退院後の支援者にセルフケア下の低減を継続する	□セルフケアに対する支援を伝える □退院後の支援者に対する具体的ケアを理解する
	精神保健福祉士		□生活状況や諸状態の把握	□生活機能・地域機関の連携強化	□残存機能の維持・賦活	□残存機能の維持・賦活 □情報の安定・活性化	□退院後の生活安定に向けた情報伝達
	作業療法士 心理療法士		□関係変化による諸状態の軽減	□関係変化による諸状態の軽減	□情動の安定・活性化	□情動の安定・活性化	□退院後の生活安定
共働		□治療目標の設定（外部門別に設定する）	□合同カンファレンス（　／　）	□合同カンファレンス（　／　） □NP・NH評価	□合同カンファレンス（　／　） □NP・NH評価	□カンファレンス（必要時）（対象者）	□方向性面談（家族を含め合同）（　／　）＊地域のケアを含む（　／　）
医師〈指示〉	告知	□医療保護入院について □診断と病状説明	□診断と病状説明 □入院リスク説明				
	食事	□栄養管理入院について	□栄養管理計画書（対象者）	□栄養管理計画書（対象者）	□栄養管理計画書（対象者）	□栄養管理計画書（対象者）	□栄養管理計画書（対象者）
	薬物療法管理	□内服処方	□内服・転倒のインフォームドコンセント □処方薬	□処方薬 □治療効果判定	□処方薬 □治療効果判定	□処方薬 □治療効果判定	□治療効果判定
	認知機能回復訓練	□生活機能回復訓練指示箋	□生活機能回復訓練	□生活機能回復訓練			
	鑑別診断	□X-P □心電図 □脳CT □脳血流SPECT □MRI □MIBG心筋シンチ □HDS-R □MMSE □ADAS □リバーミード行動記憶検査 □身体合併症（疾病発見含む）	□身体合併症	□身体合併症	□身体合併症	□身体合併症	□身体合併症 □診療情報提供
精神保健福祉士		□入院時面接 家族、居住状況、生活歴、諸保障の確認 本人・家族と今後の希望の確認 □キーパーソン確認 □家族教室など家族に対する声かけ	□入院時面接 家族、居住状況、生活歴、諸保障の確認 本人・家族と今後の希望の確認 □家族教室など家族に対する声かけ	□関係機関との連絡調整 □本人・家族の思い・想態 □本人・家族と情報共有 □退院先の見通し	□ケースカンファレンスの設定 □関係機関との連絡調整 □本人・家族の思い・想態 □本人・家族と情報共有 □退院先での場合…自宅訪問等、ケア会議開催 情報共有	□ケースカンファレンスの設定 □関係機関との連絡調整 □本人・家族の思い・傾聴 □本人・家族と情報共有 □退院先施設への場合…施設面接設定 情報共有	□ケースカンファレンスの設定 □関係機関との連絡調整 □本人・家族の思い・傾聴 □本人・家族と情報共有 □退院先入院・退院後病院先の確認 診療情報提供等、看護サマリー その他情報提供
作業療法士 生活機能回復訓練		□生活機能回復訓練評価 □初期計画立案	□生活機能回復訓練評価 □初期計画立案	□生活機能回復訓練評価 □初期計画立案	□生活機能回復訓練計画修正	□生活機能回復訓練計画修正	□生活機能回復訓練計画修正
臨床心理士		□初期計画立案 □回想療法	□初期計画立案 □回想療法	□計画修正・立案 □回想療法	□計画修正・立案 □回想療法	□計画修正 □回想療法	□評価
看護師		□イニシャル面接 □病棟オリエンテーション □セルフケア評価 □特別な栄養管理の必要性 □転倒リスク	□初期計画立案 □家族VL評価（本人・家族などケアルートの確認） □セルフケア評価 □特別な栄養管理の必要性 □転倒リスク	□初期計画評価修正 □NP評価 □セルフケア評価（HADLS） □CDR □栄養管理計画（対象者） □転倒リスク（対象者）	□初期計画評価修正 □NP評価 □セルフケア評価（HADLS）（必要時） □CDR □栄養管理計画（対象者） □転倒リスク（対象者）	□計画修正 □NP評価修正 □セルフケア評価（HADLS）（必要時） □栄養管理計画（対象者） □転倒リスク（対象者）	□退院後サービスの準備 □退院後の支援者への指導 □退院時チェックリストに沿った準備
	家族支援	□入院時オリエンテーション □入院パス □認知症診断の告知の状況	□受け入れ状態・介護力の確認 □家族への情報交換 □家族教室案内 □認知症診断の告知など家族の理解状況	□受け入れ状態＊1週間までに実施 □家族の思い □家族教室案内 □家族面接などから本人や家族への理解状況	□生活状況・看護ケアの説明 □外出・外泊の指導 □家族指導	□生活状況・看護ケアの説明 □外出・外泊の指導 □家族指導	□生活状況・看護ケアの説明 □家族指導
Cw		□排泄アンケート □排泄初期計画					
バリアンス		□受け持ちNSと、患者情報ケアの工夫を共有	□受け持ちNSと、患者情報ケアの工夫を共有	□受け持ちNSと、患者情報ケアの工夫を共有	□受け持ちNSと、患者情報ケアの工夫を共有	□受け持ちNSと、患者情報ケアの工夫を共有	□受け持ちNSと、患者情報ケアの工夫を共有

公益財団法人 浅香山病院

図1　公益財団法人浅香山病院の認知症クリニカルパス

ご入院される患者様とご家族様へ（入院療養計画書）

病名：
症状：
特別な栄養管理に必要性　　有・無

入院病棟：

患者様氏名：
主治医：
担当看護師：
担当PSW：　　　　　　印

目安の時期　／	入院時　／	入院1日目～2週間頃　／	1か月目　／	2か月目　／	3か月目～退院　／	退院後　／
ご本人	検査のある方は、受けていただきます。	*入院での環境変化は患者様の不安につながります。可能な範囲で面会をお願いします。　**面会時間 13:00～19:00**	病棟の活動にご参加ください。外出・外泊の生活について検討します。退院後の生活について、ご希望を伺います。	*外出・外泊の準備を行っていただきます。	退院後の生活における留意点を確認します。退院後の生活を応援する人たちを確認します。	退院前面談での、生活における留意点に気を付けて、リズムのある生活を送ってください。次回受診予定のある方は、病院へお越しください。
ご家族	*入院前の生活や今後の希望について、病院職員からお尋ねします。*入院の契約をさせていただきます。*介護保険の状況について確認させていただきます。*介護保険を申請していない場合は介護認定が出るまでにお早めにお住まいの（住民票のある）の市区町村の窓口または福祉事務所などに申請手続きを行ってください。（詳しくは（ほ）ソーシャルワーカーにお尋ねください）*初回面談の日程を決めます。	*家族教室にご参加ください。	*施設申し込みや、介護保険の申込み状況をソーシャルワーカーに随時お知らせください。*面談時、介護や生活などについての質問や不安に思うことがあれば、お伝えください。*面談日には病院にお越しください。　面談日 月　日（　）　：　～　：	面談日 月　日（　）（必要な方）　：　～　：	退院後も、落ち着いて生活していけるように、その後の過ごし方について、ご本人やご家族と確認するための最終面談を医師・看護師・ソーシャルワーカー・施設職員やケアマネジャーと行います。面談日 月　日（　）　：　～　：　［退院日］月　日（　）	
退院までの流れ　病棟で行うこと	*担当医より入院の目的やこれからの治療の計画について説明をおこないます。*病棟のオリエンテーションを行います。	担当医は服薬の調整を行います。医師・看護師・看護補助者・ソーシャルワーカー・作業療法士・心理療法士・ご本人の状態や生活についての情報を共有します。初期の関わりについて見直し、ご本人の療養環境を整え、症状を軽減します。	医師から治療経過や病状について、看護師から、病院での様子や生活ぶりをお話しさせていただきます。今後の方針についてご本人・ご家族と共に相談していきます。症状リズム・食事・排泄などの日常生活を整え、ご本人・ご家族と共に生活しやすいように環境調整しながらケアに努めます。	治療から治療方針や病状について、ご本人・ご家族と話し合い、生活リズム・食事・排泄などの環境調整を行い、生活機能回復訓練・回想療法・光療法などの必要な治療にあたり、生活状態を整え、症状緩和へのケアを行います。		自宅退院の場合、支援をする人たちが自宅へ伺うことがあります。［訪問日］月　日（　）　時	
退院までの流れ　地域	*入院前から介護専門職（ケアマネジャーなど）支援に関わっている担当者がいる場合　入院前のご様子や治療に役立ててていただけるような情報があれば、ご本人やご家族のご了解の上、病院へお伝えします。また、ご本人への面会や病院の職員との連絡も行います。				自宅退院の場合、支援をする人たちが自宅へ伺うことがあります。［訪問日］月　日（　）　時	退院後に利用する施設職員やケアマネジャーと面談します。
メモ						

患者様ご署名（本人・家族）

図2　ケアマネジャーの役割も記載される入院診療計画書

前の生活状況や地域とのかかわりなどをよく知る、ケアマネジャーの協力が必要であると考えました。入院診療計画書にはケアマネジャーの役割も記載し（図2）、ご本人・家族の了解を得て手渡しています。また、ケアマネジャーには入院後の方向性を決める面談にも参加してもらい、適切な医療を確保しながら地域で安心して暮らせる体制を検討しています。

3. インフォームドコンセント～面談の日程をあらかじめ記載

　入院療養計画書は、家族や病院スタッフのほか、ケアマネジャーや施設スタッフなど地域ケアの支援者の予定も調整しながら、1カ月目に面談日を設定できるよう工夫されています。さらにBPSDの誘因や要因、中核症状への効果的なケアを伝えるため、家族に施設スタッフやケアマネジャー、そして院内の多職種チームが集まり合同カンファレンスを実施しています。

4. 認知症クリニカルパスの成果

　以前の認知症治療病棟では継続受け持ち制を採用し、受け持ち看護師が入院から退院までのケアプランを立案し、定期的に修正していました。入院後の評価には1週間・1カ月ごとに、NPI-NH：Neuro-psychiatric Inventory-Nursing Home version（以下、NPI-NH）[1] を用いた精神症状の査定と、オレム／アンダーウッドによるセルフケア理論に基づいたデーターベースで患者の日常生活レベルを評価していました。しかし、受け持ち看護師の力量によっては期間評価や初期プランの修正が実施されず、問題が起こってからカンファレンスが開かれるケースも多々ありました。

　しかしパスの導入後は、評価を含めた多職種での

カンファレンスが確実に開催されるようになり、これらの尺度やツールを用いて評価した患者の精神症状と日常生活レベルを、発症までの経過や画像診断、合併症などの情報と関連させながらアセスメントし、初期計画の評価を行ってケアの計画内容を見直すことができるようになりました。そして薬物療法のほか、環境調整や日常生活のかかわり方など、非薬物療法の検討を評価していけるようになりました。

　パスを導入したことで、スタッフからは「多職種のスタッフと話す機会が増えて患者理解につながった」「評価が確実に行えるようになった」「入院時からのケアが明確になった」「退院前カンファレンスをすることでケアを地域の介護者につなげることができた」などの声が聞かれるようになっています。このことから、NPI-NHの評価やカンファレンスの開催、面談の調整、家族とのかかわりを通じ、受け持ち看護師としての役割や責任性が高まり、かつ明確になったと考えています。

　今後、パスの運用と評価を積み重ね、認知症医療の質向上を目指していく中で、個々の本人や家族に対して、より細やかな対応が求められると思います。今まで以上に多職種連携を重視して取り組んでいきたいと考えています。

●引用・参考文献
1) 繁信和恵, 博野信次, 田伏薫 他：日本語NPI-NHの妥当性と信頼性の検討. Brain and Nerve, 60(12), 1463-1469, 2008.

（公益財団法人浅香山病院 認知症治療病棟
看護師長）

第 1 章　多職種連携の課題

「最期への希望」を家族はいつからどのように考えていけばよいのか

生活相談員　坂上 智美

はじめに

　人はこの世に生を受け、歳を重ね、いずれは最期の時（終末期）を迎えます。まだ現実的な「死」を近くに感じていないうちは「自宅で寝ている時に死にたい」とか「延命治療はしたくない」などのように考えを述べることができても、いざ実際に「死」に直面したとき、病気や認知症状によって自身の意思を表現できない方も多くいらっしゃいます。

　そのように迎えた最期の時が、本人にとっても家族にとっても少しでもよりよい時間となるように、また、悲しい別れの想い出の中にも温かさが感じられるように、さまざまな専門職が各々役割を持ちながら、日々のケアとはまた違ったかかわりを行っています。

　ここでは、終末期の段階に応じた多職種のかかわりについて、特別養護老人ホームの職員として私がこれまでにショートステイや施設入所で経験したことと併せてお伝えしたいと思います。

終末期を意識し始めることから

　まず、終末期のかかわりは主に家族がそれを意識し始めることからスタートします。具体的に何かを選択するというよりも「いつかは必ず起こる将来のこと」として考え始めるということです。

　病気が見つかったり進行がみられた時、通常であれば本人と家族がともに治療方針などを考えることができますが、認知症では本人の意思表示が難しい場合が多いため、家族の方に考えていただくことになります。しかし、大切な相手の最期について頭では「考えなくてはいけないこと」だとわかっていても、大切に想うからこそ積極的になれない場合も少なくありません。

　私たちは家族に対して「死」が特別なことではなく、それまで本人が人生の中で行ってきたいろいろな選択と同じように、その人がどのような終末期の過ごし方を選ぶだろうかということを少しずつ考えられるよう働きかけます。

そのタイミングや方法は、本人を取り巻く環境によって大きく違います。多くは病状が進行する過程で医師からの説明を受けることがきっかけになりますが、体調の変化によってサービスを変更・調整する中で、将来のこととして各専門職と話をされる方も多くいらっしゃいます。また施設への入所をきっかけに、職員から生活における希望の一つとして「終末期のことも考え始めてほしい」と伝えられることもあります。

家族にとっての終末期支援

より現実的なこととして、終末期の日々の生活については、ともに過ごす家族の思いがより一層大きくかかわってきます。それは「どのようにご本人の最期を見送ったか」が、家族の心に大きく残るからです。支援者から十分な情報が得られなければ、たとえば終末期には延命治療などを「選ばないという選択もある」という考え方にであえず、後に満足のいかない結論を出すことにつながります。そうしたことから、私たちはどのような選択であっても、家族が納得をして前向きに受け止められるように心がけてお手伝いしています。

また、終末期にはさまざまな職種がそれまで以上に協力しながらかかわります。たとえば自宅で最期の時を迎えると決めた場合、家族だけですべてのケアを行うわけではありません。介護保険を使っている方であれば、担当ケアマネジャーが本人の状態に合わせて、家族と相談しながらサービスの変更や調整を行います。

その際にはサービス利用中に亡くなる可能性があることを想定して、体調変化があった場合の対応についても事前に主治医と相談し、家族と共通の認識を持っておく必要があります。そうすることで、それまで利用していたサービスを継続して利用することが可能になるだけでなく、終末期に伴う体調変化が起こった際に必要なサービスを受けることができるからです。

さらに、ケースによっては終末期が長期に及ぶこともあり、家族が頑張りすぎる期間が長く続けば、イライラや我慢など感情面でのマイナス要素が少しずつ大きくなります。「この介護の期間がいつまで続くのだろう、いつ終わりが来るのだろう」という思いを抱えながら、大切な相手との時間を過ごすのはとてもつらい状況だと言えます。

そこで、もし家族に「自宅で最期を迎えることができないかもしれない」という可能性について考える余地があるなら、負担を軽減するためのサービスを調整することも必要です。以前、ショートステイでご利用された方のケースでは、まず主治医に診察時間外で急変が起こった場合の対応方法を確認したうえで、訪問看護事業所と利用期間中の情報をファクスで共有し合い、自宅とショートステイを利用しながら生活を続けられました。自宅だけで介護をされていた時は疲れた様子もあったご家族でしたが、ショートステイの利用を続けられる中で、時間の都合がつく範囲で面会に来てくださり、とても穏やかな表情でご本人と過ごされるようになったのが印象的でした。

そのほか、施設入所をされている方の場合、食事が十分に食べられなくなったり嚥下機能が低下してきた時には、介護士だけではなく看護師や栄養士とともに食事形態の変更を行ったり、栄養状態の悪化による皮膚状態の確認などに対応します。

また、疾患によっては本人がもともと受診していた専門科の医師にも相談を行うことがあります。相談員は、家族が本人にとってよりよいと思えることを納得しながら考えられるように、また気持ちを共有できるように必要な話し合いの場を調整します。

最期の多職種連携

　もういつ呼吸が止まってもおかしくないような状態になった時、「本当にこのままにしておいて大丈夫なのだろうか（病院へ行かなくて大丈夫だろうか）」と家族が心配される様子が、傍にいて伝わってくる場合もあります。たとえ前もって終末期に臨む気持ちを固めていたとしても、心が揺らぐことは珍しくありません。この時期の本人は、意識が朦朧としていて自身のしんどさに気づきにくいことや、もし病院に行った場合には、思ってもいない治療を必要以上に受ける可能性があることについても説明します。

　このタイミングでの話し合いは医師が行うことが多いのですが、重要なのは家族にとって言葉を受け入れやすい相手であることです。在宅で過ごしている方であれば、ケアマネジャーや訪問看護師、訪問介護員に相談できる環境があることで、慌てて判断することなくを落ち着いて考えることができます。施設に入所中の方であっても、医療職だけでなく介護士や相談員とも話し合いを行います。

　また、私が今までに施設入所でかかわらせていただいた方の家族の例では、本人の終末期だけでなく葬儀など亡くなられた後の心配をされる方も多くいらっしゃいました。そのような時には、亡くなられた際にどのタイミングで誰にどのような連絡をするのかなど、不安なことがないか確認をし合ったり、ご希望があれば葬儀会社の方と生前の打ち合わせをすることで安心していただいたりもしました。

まとめ

　これまで、たくさんの方の終末期にかかわらせていただきました。当然ながら、同じ疾患であってもそれまでの人生や家族との関係が違えば、最期の迎え方も違うため「その人ごとの、本人らしい最期を迎えてほしい」という想いで本人や家族とかかわってきました。そしてその過程で何度も「もし今の本人の気持ちを直接聞くことができたなら、なんと答えてくれるだろう」と考えることがありました。

　特に認知症をもつ人やその家族の場合、発症当初には意思疎通が可能であってもその時点での生活が最優先となり、終末期のことを落ち着いて考えることはなかなか難しく、意思が確認できていない場合が多くありました。今後の私たちの課題として、たとえ完璧なものではなかったとしても、本人の考えや気持ちを周りにいる家族らに伝えられるような手段が身近に用意できれば、より本人の気持ちに沿った終末期を迎えられるのではないでしょうか。

（社会福祉法人ジー・ケー社会貢献会
グルメ杵屋社会貢献の家　相談員）

第 1 章　多職種連携の課題

個別の健康課題を地域全体の健康課題へ、という視点

保健師　清水 美代子

　地域における保健師活動の特性は、地区担当制に基づく活動を基盤として地域に出向いて住民とかかわり、顕在化・潜在化している健康問題に対する地域保健関連施策を展開するところにあります。

　地域に根ざしたこの特性を発揮するためには「世帯単位、地域単位」でとらえて活動する視点と「個別の健康課題を地域の課題」への視点が不可欠です。世帯単位、地域単位でみるということは、住民を制度や年齢、疾病・障がいなどで区切る縦割り行政によって、住民が支援の谷間に落ちることがあってはならないからです。母子、精神、高齢者部門などに所属していても、保健師のこの立脚点は同じであり、縦割りのサービス提供の定型業務を遂行するだけでは、その専門性を発揮しているとは言えません。

　個別の健康課題を地域課題へという視点が必要とされているのは、多様な問題を抱える困難事例が多くを占めるようになっている現在では、関係する地域の人々や専門職との間で連携の仕組みづくりやネットワーク化を図りながら、組織的に取り組むことが求められているからです。

　この保健師活動の専門性を踏まえ、ここでは第 2 章で取り上げられた事例をもとに、保健師が「認知症」にかかわる必要性と役割を以下に整理します。

○若年性認知症は保健師がかかわるべき典型例である。まず求められるものが就労支援や経済的支援であることが多く、それらは高齢者を対象として組まれた介護保険サービスに適さないからである。そのため支援の谷間に落ちてしまいサポートの手が届きにくい。認知症＝介護保険サービスで対応するという固定観念を払拭し、必要な支援を総合的に判断して、関係者と連携調整を図りながら組織的に取り組む必要がある。

○レビー小体型認知症と症状が類似している難病指定のパーキンソン病の診断から、認知症患者とのかかわりが始まるケースもある。難病特定疾患の保健指導業務を役割とする保健所保健師の活動のなかで、認知症との接点は実際にかなりあるはずである。

○前頭側頭型認知症に象徴される行動障害が原因となって、万引き事件などで逮捕されたり、なかには実刑を受けた後に診断されるケースもある。警察が事情聴取の段階で「精神疾患かも？」「認知症かも？」という考えをもち保健所に相談するといった、従来のサービス事業所や地域包括支援センターの範疇を超えた連携をすることにより、一方的な起訴をされることなく医療や福祉というケアにつなげることができる。

○困難事例の対応で疲弊しているケアマネジャーやサービス事業所に対するフォローアップなどの支援についても考える必要がある。

○認知症にかかる自助組織の育成も保健師の重要な役割である。認知症カフェが地域のあちこちで開かれ、認知症の人同士がつながるための会も増加している。介護家族の集まる会は「男性介護者」「若年性」「前頭側頭型」「レビー小体型」と多様化しており、さらにグリーフケアの場も必要とされている。こうしたなかで本人同士、家族同士がつながる意義を十分に理解し、当事者性を尊重した自助組織の育成や運営支援が求められている。また、こうした会の運営には、多大なエネルギーや

メンバーをまとめていく力などが必要である。現状では、保健師をはじめとして行政や社会福祉協議会の関与が希薄になっているが、サポートの必要性を再認識する必要がある。

○認知症の人の支援体制を構築するには、発症を軽度な状態で発見し、重症化予防のためのサービスを提供する仕組みをつくるとともに、モニタリングをする必要がある。こうしたことも行政計画策定に関与する保健師の役割である。

○認知症を患いながら一人で暮らす人や、高齢者世帯での老老介護といった事例が増加しており、近隣住民の見守りや地域社会のサポートが必要になっている。地域の特性や資源に関する情報を活かし住民や関係者と協働して、認知症になっても安心・安全な地域やまちづくりを進めていく必要がある。その一翼を担うべきなのも保健師である。

以上のように、認知症の人への支援においても地域における保健師活動の専門性を発揮したいものです。

（元兵庫県社会福祉協議会 ひょうご若年性認知症
生活支援相談センター 保健師）

第 2 章　疾患別典型10事例 ～ 時系列チャート

第 2 章　疾患別典型 10 事例〜時系列チャート

「疾患別典型10事例〜時系列チャート」の活用法

看護教員・研究者　山川 みやえ

多職種による事例検討

　本書で紹介する「疾患別典型10事例〜時系列チャート」(以下「チャート」)は、認知症をもつ人と家族の変化と専門職のかかわりを事例ごとに時系列で整理し、認知症ケアに携わる多職種でディスカッションを行い作成しました。事例検討の視点は、次のとおりです。

・認知症をもつ人の各時期での課題を明確にする。
・課題に対する専門職のかかわりを振り返り、他の方法についても模索する。
・それぞれの事例の抱える問題を現在のケアシステムとからめて問題提起し、どう対応すればよいかを考える。

　このチャートを通して、認知症をもつ人やご家族が「あ、そうか。こう考えればいいのか」、「こういう専門職もいるんだ。相談してみよう」と思えたり、多職種の方々が「次のサービスには、このようにつなげればいいのか」、「そういうところも勉強し

てみよう」と考え仕事に役立ててもらえれば、と思いながらつくりました。

　このチャートを作成するために集まった多職種メンバーは次のとおりです。

・家族介護経験者、家族会運営経験者
・看護師
・認知症認定看護師
・緩和ケア認定看護師 (終末期の事例のみ)
・ケアワーカー
・精神保健福祉士
・自治体の保健師
・在宅ケアのケアマネジャー
・ヘルパー
・理学療法士
・作業療法士
・言語聴覚士
・かかりつけ医 (在宅で往診をしている 2 事例のみ)
・認知症専門医
・地域包括支援センターの生活支援相談員
・デイサービス併設の特別養護老人ホームのスタッフ

・デイサービス併設の特別養護老人ホームの生活相談員

このように、制度利用を中心としたフォーマルサポートの現場で活躍している人が主になっています。ほかにもたくさんの専門職やインフォーマルサポートがあるのですが、今回は可能な範囲で集まった職種でメンバーを構成しています[注1]。

チャート活用の目的

このチャートを活用する目的は、主に3つあります。まず認知症をもつ人の病気の経過をイメージすること。次に認知症疾患と診断もしくは疑われた時点から、その後どのようにケアやサポート体制を進めていけばよいかをできる限り可視化して、読者のみなさんと共有できるようにすることです。そしてもう1つは、かかわる者同士の状況をアセスメントして適切なケアを継続するための連携を具体的に提案することです。以下に詳しく説明しましょう。

[1] 病気の経過をイメージする

認知症の症状をもたらす疾患はたくさんありますが、ここではアルツハイマー型認知症、レビー小体型認知症、前頭側頭葉変性症（ピック病、意味性認知症など）、大脳皮質基底核変性症のような根本的治療方法が見つかっていない変性疾患、脳血管性認知症を取り上げています。

スピードには差がありますが、ほとんどの病気は進行性です。そのため認知症疾患と診断された後に現れる症状がそれぞれ異なります。ほとんどの専門職は、長い経過のうちある時点で横断的にかかわることが多いはずです。発症からその人をずっとみる経験が乏しい人にとっては、それまでの経過がわかららないため、眼の前にいる認知症をもつ人や家族の状況を十分に理解することができず、うまく対応できないということも起こり得ます。

そこで本書のチャートでは、認知症をもつ人それぞれが直面する生活の経過を追いながら、病気の進行に伴って本人や家族にもたらされる変化を俯瞰的に理解できるようにしています。

[2] ケアやサポート体制の進め方を可視化する

紹介する事例の特徴をいくつか挙げると、若年性認知症、家族が遠方にいて一人暮らし、身体合併症の影響が強い、終末期、認知症治療病棟に入院、医療にかかっていない、といったものです。もともと個人が送っていた生活の中に認知症が入り込んできますので、それまでの暮らしや人間関係をできるだけ大切にしながら認知症と付き合うことが、認知症ケアの基本的な姿勢です。

しかし認知症をもつ人や家族にとって、認知症だと診断されることには、私たちが想像する以上のインパクトがある場合が多いものです。そのため病気とどうかかわっていくのかをある程度イメージすることが重要です。そこで、認知症をもつ人や家族の思いを汲みながらサポート体制を組み立てるうえでの態度や注意事項を提示しています。

注1：本来ならば、訪問での薬剤師なども入れて然るべきところです。その他にも、たとえば caes10 のような接骨院のスタッフや、その他のさまざまな人々（認知症サポーター、公務員、美容院や郵便局、新聞配達員など）が「自分たちならどうするか」という意識で、各ケースを見ていただければと思います。

「疾患別典型10事例〜時系列チャート」掲載一覧

	年齢性別	疾患名	事例の概要	page
case 01	70代女性	レビー小体型認知症	家族介護者の熱心な介護により在宅での看取りが実現。在宅では主介護者が家族内でサポート体制をつくり、介護ができる体制をとっていた。そのため精神症状の増悪もなく経過できていた。悪性腫瘍が発覚したが、在宅での緩和ケアにより在宅での看取りが実現した。しかし、身体的管理が多くなったため、最期の時に家族介護者の貢献が少なくなってしまった。	36
case 02	50代女性	アルツハイマー型認知症（若年性）	最初にかかわった者の対応がよかったため、早期のチーム構築につながっている。専門職チームが医療を中心に対処し、先を見越したケアが提供できている好例。若年性認知症で独居のため、どこまで一人暮らしが可能かという問題がある。本人の意思をどのようにサービス提供に組み入れられるかが課題。	50
case 03	70代女性	アルツハイマー型認知症	本人に病識がなく独居を希望。遠方に住む家族も「本人の気持ちを尊重する」とし、在宅生活を継続。初期のサポートが手薄で認知機能低下や易怒性などが目立った。肩の脱臼の多発を自己管理できず生活上の危険度が高い。在宅生活の破たんが目に見えているが、家族は話し合いに応じない。施設入所ができないため、介護老人保健施設のロングステイを利用し在宅生活を続けていた。	62
case 04	80代女性	アルツハイマー型認知症	家族介護者のみでは症状マネジメントが難しく、認知症治療病棟への入院から介入が始まった例。入院中にサポート体制を構築し在宅へのスムーズな移行ができた。かかりつけ医と専門医の連携で症状マネジメントが円滑に行われ、適切なサービス導入ができていた。終末期への移行に向け必要なサポートを導入し、在宅での看取りを目指す。	72
case 05	60代男性	意味性認知症（若年性）	家族と介護事業者の間で、初期の段階から共通認識を持つことができなかった。社会的迷惑行為が出現しやすい状況での支援が難しく、認知症治療病棟で入院対応するしかなかった。受け入れ施設が少なく入院期間が長びいたが、最終的に入所できた施設で生活が可能となった。自発性の低下に伴い食事が摂れなくなり、誤嚥性肺炎で死去した。	86
case 06	60代男性	脳血管性認知症（若年性）	自身で若年性認知症に気づき一人で治療を進めていたため家族に不信感があった。経過が緩やかで、作業療法のグループワークに参加しリーダー的存在となる。アミロイドpet検査でアルツハイマー型認知症から脳血管性認知症に診断が変更。易怒性が高まり不安になった家族がケアマネジャーに相談せず小規模多機能施設に変更。受け入れ条件が本人の状態と合わなかった。	96
case 07	60代男性	アルツハイマー型認知症（若年性・膀胱がん）	定年後に若年性アルツハイマーと診断される。認知機能の悪化やBPSDを惹起するため、家族の協力で断酒。退職後は若年性認知症のグループ活動に参加し、家族も家族会で良好な人間関係を築いた。さまざまな民間療法も楽しみながら積極的に試していた。本人の希望で膀胱がんの手術を実施。その後イレウスや脱水など身体状態はよくなかった。人工肛門を造設したがBPSDの悪化は目立たず、在宅ケアが継続した。最期は病院での看取りを選択した。	106
case 08	80代男性	レビー小体型認知症	家族が初期症状への対応を知らず、薬剤性のせん妄などから暴力を助長。妻を骨折させ認知症治療病棟に入院した。退院を目指し試験外泊した際に転倒し再入院。その後も症状のため転倒を繰り返し一時的に身体拘束。入院中はスタッフの努力で拘束をなくし徐々に回復した。退院に向けサポート体制構築のため多職種カンファレンスを開催。妻が高齢で介護力がなく小規模多機能施設の選択となった。	118
case 09	70代男性	アルツハイマー型認知症	アルツハイマー型認知症と診断を受けた後の、フォロー体制が万全ではなかった。BPSDが激しくなってきたため専門医療機関を受診した際、疲弊していた家族に適切な助言やサポートが行われず、その後の対処がうまくいかずに入院となった。認知症看護認定看護師によるコンサルテーションを受けた。BPSDが遷延してしまい、受け入れ施設が見つからず入院期間が長期化した。	128
case 10	90代女性	疾患未鑑別	本人・家族ともに行きつけの接骨院スタッフを強く信頼しており、介護保険サービス以外の医療機関につなげなかった（接骨院からの協力はない）。娘が本人と身体の弱い夫を一人で世話していた。結核のため医療につなぐが継続できなかった。頻回のやけどや脱水を起こし、ケアマネジャーが根気強く介入して訪問看護を導入。	138

時系列チャートのページ構成

① 事例紹介

- 実際の事例をもとに、設定を変えてフィクション化しています。
- 左側のページには、事例の全体像をとらえるための大まかなアウトラインを記しています。
- 右側のページには、多職種によるチャート作成メンバーで議論した内容を整理しました。

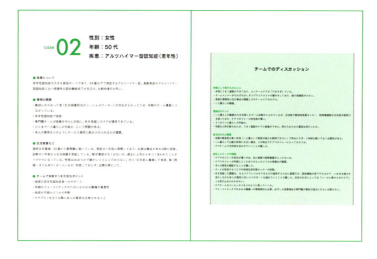

② チャートの見かた

- 「発症」「診断」「サービス導入」などの局面を横軸に、本人・家族が直面した状況、利用した医療やサービス、そこでかかわった職種を縦軸にとらえながら、事例の全体像を俯瞰できます。
- それぞれの職種が行ったことや考えたことは、各局面の最下部に示したページで詳しく解説しています。

その事例にかかわったすべての職種をここで確認できます（マスの色が濃い職種だけがその局面にかかわっています）。

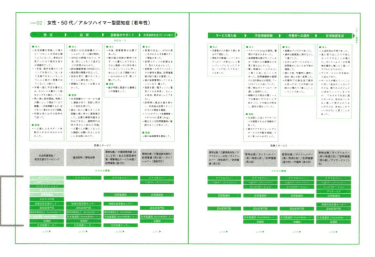

③ 多職種のコメント

- 文頭の■は「実際に起きたこと・行ったこと」、□は「考えたこと・すべきこと」です。後者は該当職種だけでなく執筆メンバーみんなで話し合って書いています。
- 局面ごとにそれぞれの職種がどう動き、何を思考したかを一覧できます。各専門職の役割を把握し「ケアの隙間」を埋めるための連携を考えることに役立ちます。
- 「家族介護経験者のコメント」は、まだ今ほど制度が充実していない頃に、若年性認知症の夫を介護された経験のある方が担当されました。家族会の運営経験もあり、一線を退いた今でも、親身になってさまざまな人々の相談に乗っておられます。

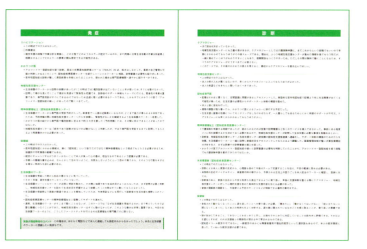

「疾患別典型10事例〜時系列チャート」の活用法　33

[3] かかわる者同士の状況をアセスメントし、適切なケアを継続するための連携を考える

認知症の症状は徐々に変化するため、それぞれの局面に合わせて、かかわり方や利用サービスを変えていきます。一般的に、高齢者や認知症をもつ人は居場所を変えないほうがよいと言われています。確かにそうではありますが、本人の状態が変わっていくなかで、周りもやはりそれに合わせて変化していく必要があります。

また、介護保険制度を中心とするさまざまなサービスがあるのですから、居場所の変更を前向きにとらえて活用することも現実的です。施設や職種を変えることで、より専門的なかかわりができるとも言えるからです。

今回集まってもらった職種をご覧いただければわかるように、かかわりをもつ専門職の種類は決して少なくありません。つまり認知症をもつ人に、よりよい生活を送ってもらうための選択肢は結構あるのです。そうした人たちが常に連携できればよいと思います。

本章では、認知症をもつ人と家族の生活が少しずつ変化していくことや、それに伴う専門職の役割と仕事を知ってもらい、当事者の不安や負担が少しでも軽減されることを目的としています。また専門職が当事者のニーズを適切かつ継続的にアセスメントするうえで他職種の役割を理解し、ケアをつないでいくための指標になることを目指して記述しています。加えて、多職種カンファレンスのもち方や他職種との「生産的な」連携について、具体的な方法を提案しています。

特にカンファレンスの持ち方については、第3章でさらに詳しく解説していますのでそちらをご覧ください。

チャートを用いたアクション：多職種で行う実践

このチャートは、読者の皆さんの立場に応じて自由に使ってください。一人で勉強するためやチームで活用してもよいでしょう。もちろん、認知症をもつ人や家族と一緒に利用することも可能です。以下にそれぞれの立場から考えられることを挙げてみましょう。

認知症をもつ人

- 「もしかすると認知症かもしれない」と疑ったときの相談先と、その際の対処方法（就職先への相談と意思の伝え方など）がわかる。
- 自分と同じ認知症疾患の事例を知ることで、漠然とした今後の不安を多少軽減できる。
- どの社会資源を利用でき、誰（専門職）に相談すればよいかわかる。
- 専門職の本来の役割がわかるため、かかわる際に付き合い方の参考になる。
- 終末期のケアについて、自分自身の選択肢を考えることができる。

家族や親しいパートナー

- 事例と同じような状況に直面したとき、認知症疾患をもっている人の大まかな経過がわかる。この先をイメージしやすくなるため、少しでも不安を軽減できる。
- 認知症をもつ人が置かれた状況を、経過に沿って理解できるため、状況に応じた相談先がわかる（たとえばケアマネジャーなどとプランを相談する際の目安ができる）。自分一人ですべてを背負わずに済み、気持ちの負担を軽減できる。
- 専門職の本来の役割がわかるため、かかわる際に付き合い方の参考になる。
- 終末期のケアについて、選択肢を家族内で話し合

うことができる。

専門職

・認知症をもつ人と家族の状況や気持ちを理解できる。

・認知症をもつ人と家族への支援について、地域全体の視点に時間経過を加味して考えるための土台になる。

・チーム全体で目的を共有することができ、その時々の状況に応じた目標を立てることに役立てら

れる。

・自分自身だけでなく、他職種の役割とそのつながりを理解できる。

・認知症の疾患と治療、ケアについての知識をどのように受け、それをまた他職種に渡していく方法を考えることができる。

・現在受け持っているケースに対して、職種ごとの見地から改善を図ることに役立てられる。

・かかわった結果を評価し、認知症をもつ人と家族も含めたチームで共有できる。

case **01**

性別：女性
年齢：**70代**
疾患：**レビー小体型認知症**

● **疾患について**
レビー小体という、特殊なたんぱく質が蓄積することで脳神経細胞が壊され減少していく進行性の認知症。記憶障害だけでなく、幻視や自律神経症状（便秘や起立性低血圧など）、パーキンソン症状（手指振戦・姿勢反射障害、小刻み歩行など）などさまざまな症状が出現する。

● **事例の概要**
・家族介護者の熱心な介護により在宅での看取りが実現した。
・在宅では主介護者が家族内でサポート体制をつくり、介護ができる体制をとっていた。そのため精神症状の増悪もなく経過できていた。
・悪性腫瘍が発覚したが、在宅での緩和ケアにより在宅での看取りが実現した。
・身体的管理が多くなったため、最期の時に家族介護者の貢献が少なくなってしまった。

● **生活背景など**
経済的には余裕があり、夫婦で海外旅行によく行っていた。趣味は琴と舞踊。夫と長男が同居しており、自宅のとなりに長女が暮らしている。長男は作業所に通っており介護にはほとんどかかわっていない。夫が子どもに迷惑をかけたくないため長女のかかわりも少ない。住まいは2階建ての家屋で玄関の外に6段の階段がある。1階リビングにベッドを置き生活しており、浴室と廊下に段差がある。

● **チームで共有すべき大切なポイント**
・在宅ケアを継続させるための要素
・終末期の家族への心理的サポート

チームでのディスカッション

事例の特徴
・BPSD の増悪による入院はなく、最期まで在宅で過ごすことができた。
・夫が最後まで頑張ったが、子どもたちはほとんど介護にかかわっていない。
・腫瘍が発覚するまで在宅ケアが継続できた。
・ケアマネジャーの活躍
・緩和ケアとの連携も利用して、多職種で有効にサポートができた。

議論のポイント
・腫瘍の発覚が遅くなったこともあり、死亡までの経過が早かったこと。
・在宅では夫中心に子どもの手を借りずに介護ができる体制をとっていた。その間 BPSD の増悪もなく経過できていた理由はどこにあったか。
・子どもの協力はどうしたほうがよかったか（子どもは今どう思っているか）。

焦点化された課題
・ケアマネジャーのコミュニケーション能力が非常に重要であること。
・さまざまな局面にいる看護師が果たすべき役割が不十分だったこと。
・本人だけでなく家族のフォローの重要性。

派生したテーマや課題
・診断や介護保険の導入が遅れないようなキャッチアップの方法。整形外科を受診していたのに遅れたことなど、医療でかかわるコメディカルのアセスメント能力を伸ばす必要性。
・リハビリを医師のオーダーに頼り惰性で行っていないか。必要性に疑問を持つ姿勢。
・サービスが医療と介護のどちらから始まってもよいような、各職種の連携。
・医師にコメディカルのアセスメントをどのように伝えるのか、医師はどう受け入れるのか。本当のチームケアのための情報の伝え方、受け取り方をしっかりと考えるように各職種がスキルアップしてアセスメントの根拠づけが必要。
・自分（一つの職種）のアセスメントは部分的な視点に限られているという認識の重要性（医師、コメディカルの態度を振り返る）。
・レビー小体型認知症は全身疾患であるため、先回りを意識しながら終末期を見据えた在宅ケアが必要。
・地域包括支援センターの存在などを知らない医療関係者や住民への対策。

case 01：女性・70代／レビー小体型認知症　37

case 01 | **女性・70代／レビー小体型認知症**

発　症 ▶	診　断 ▶	診断後のサポート ▶	在宅でのサービス利用 ▶
	発症後2年	発症後3年	

● 本人
- 60代頃から寝言が増え、70歳頃から20年以上やっていた琴や踊りが覚えられず、やめてしまった。
- 総合病院精神科受診。MRIは正常で定期的にフォロー。
- 70歳前半（初診1年後）に症状が悪化。パーキンソン症状、レム睡眠行動障害が徐々に出現したため病院で週3回リハビリを実施。
- 診断がつかず医療機関を8〜9カ所転々と受診した。

● 家族（夫）
- 親の介護経験による知識もあり、すべてを自分でケアしたい思いがあった。
- 早くからリハビリの必要を感じ、整形外科に依頼した。

● 本人
- A総合病院を受診。
- 初診時はパーキンソン症状があり、昼間から「3歳くらいの子どもがいる」「高校生くらいの女の子がいる」など幻視の訴えもあった。
- この頃より肝機能の検査の数値が上がったり下がったりしていた。

● 家族（夫）
- いつもと違うことが起こっていたが、病名もつかないためつらかった。
- 2年かかって診断がついた際には本当にほっとした。
- 介護は自分でやりたかった。

● 本人
- 病院を自宅に近い認知症疾患医療センターに変更。
- 幻視が多く「虫がいる」と言ったり、ないゴミを拾おうとした。
- 院内で車椅子なしで移動できないほどパーキンソン症状が進行していた。

● 家族（夫）
- 専門医の紹介で介護保険を申請。住宅改修で玄関の段差部分に手すりが欲しかった。また歩行困難が進み車椅子のみ利用したかった。
- 介護にかかりきりのため、息子が食事の準備などをした。娘も陰で支えた。
- 花見などの行事の際は家族で一致団結し、亡くなるまで毎年外出した。

● 本人
- 徐々に症状が進む中でもかなり認知機能の変動があるため、介助が難しくなっていった。

● 家族（夫）
- 本人・夫を中心に在宅ケア体制ができていった。
- 夫は「情報を集めておきたいので、いろんなことを教えてくれ」と言い、よく勉強していた。
- 困った時だけ手伝ってほしいというスタンスだったが徐々にスタッフに相談することが増えてきた。
- 最初は入浴も行っていたが、徐々に難しくなった。
- 夫はケアマネジャーらのかかわりに満足していた。

医療とサービス

リハビリ（週3回）	鑑別診断／リハビリ（週3回）／薬物治療	要介護度4／薬物治療／訪問看護（週1回）／訪問リハビリ（週3回）／訪問介護（週6回）／訪問歯科（月2回）／福祉用具レンタル・購入／住宅改修	要介護度4／薬物治療／訪問看護（週1回）／訪問リハビリ（週3回）／訪問介護（週6回）／訪問歯科（月2回）／福祉用具レンタル・購入／住宅改修

かかわる職種

ケアマネジャー	ケアマネジャー	ケアマネジャー	ケアマネジャー
ヘルパー			ヘルパー
訪問看護師		訪問看護師	訪問看護師
リハビリテーション	リハビリテーション		リハビリテーション
かかりつけ医	かかりつけ医		かかりつけ医
地域包括支援センター	地域包括支援センター	地域包括支援センター	
認知症専門医		認知症専門医	認知症専門医
精神保健福祉士（認知症疾患医療センター）		精神保健福祉士（認知症疾患医療センター）	
外来看護師（一般病院）	外来看護師（一般病院）	外来看護師（認知症疾患医療センター）	外来看護師（認知症疾患医療センター）
一般病院	一般病院		
保健師		保健師	

p.40 ▶	p.41 ▶	p.42 ▶	p.43 ▶

往診体制の構築 ▶	入院 ▶	退院調整 ▶	退院〜看取り
発症後5年	発症後7年		

往診体制の構築（発症後5年）

●本人
- 認知症疾患医療センターの外来でフォロー中、肝機能が上昇したため精密検査を行った。
- 自宅前の階段がかなり急なため通院ができないと判断し、往診医を決定。

●家族（夫）
- 認知症疾患医療センターへの通院がつらくなってきた。ある日、主治医に自宅階段の写真を見せて「この階段を今まではおんぶしていたけど、ちょっとそれも難しくなる。自分もしんどくて難しいんです」と話した。
- 不安もありつつ、最後まで家で看たいという気持ちがあった。
- 新しい往診医とよい関係を築けた。

入院（発症後7年）

●本人
- 訪問看護師がポータブルトイレで排泄介助を行った。
- かかりつけ医に紹介された内科救急外来で虫垂炎と腹腔内膿瘍の診断。検査でイレウスを認め人工肛門の永久造設となった。
- 手術後のドレーン抜去後、中心静脈注射用の植込型カテーテルを設置。
- 外科主治医の予後説明で終末期について話があった。

●家族（夫）
- 訪問入浴は利用せず、排泄介助と皮膚の処置を週に2回、訪問看護に依頼した。
- 外科医より回復が非常に困難と説明を受けて、延命処置はしない方針をとった。
- 最期まで自宅で看取りたかった。

退院調整

●本人
- 中心静脈栄養のためのCVポートとストーマを施術。
- 退院前カンファレンスの実施（メンバー：医師、看護師、精神保健福祉士、施設長、施設相談員、施設看護師）。

●家族（夫）
- ストーマ管理などがあったため娘が説明を聞き、主に家族でその役割を担うようになった。
- 入院中、夫は「わしにできることはないな」って言ってしまい、一度家に帰ってしまった。
- 何かあった場合は、緩和ケア病棟でのフォロー体制もつくって安心できるように依頼した。

退院〜看取り

●本人
- 自宅に帰り「家のベッドに戻ってこれた」と喜んだ。
- 微熱が続き腹部膨満が増強。腹痛がありジクロフェナクを使用。徐々に効かなくなり往診医よりモルヒネの指示があった。
- 食事も摂取できずラコールを数口程度しかできなかった。自力排尿もほとんどなくなり、自宅で死去した。

●家族（夫）
- 点滴などの処置が増え傍観することが多くなり「喪失感が大きい」と漏らしていた。
- 終末期の徴候（尿量が減るなど）の説明は娘にはよく伝わったが夫はなかなか現実を受け止められなかった。

医療とサービス

要介護度4／薬物治療／訪問看護（週1回）／訪問リハビリ（週3回）／訪問介護（週6回）／訪問歯科（月2回）／福祉用具レンタル・購入／住宅改修	身体障害者用賃貸住宅入居／精神障害者保健福祉手帳申請／訪問看護、デイサービス、ショートステイ再開、訪問歯科（月2回）、嚥下評価（半年に1回）	訪問リハビリ（理学療法20分：週2回）、言語療法（週1回）／訪問介護（入浴もあり：毎日）／訪問歯科（月2回）、嚥下評価（半年に1回）	サービス調整（往診・訪問看護・訪問歯科・訪問介護・訪問リハビリ）

かかわる職種

往診体制の構築	入院	退院調整	退院〜看取り
ケアマネジャー		ケアマネジャー	ケアマネジャー
		ヘルパー	ヘルパー
訪問看護師	訪問看護師	訪問看護師	訪問看護師
		リハビリテーション	リハビリテーション
かかりつけ医	かかりつけ医	かかりつけ医	かかりつけ医
			地域包括支援センター
認知症専門医			
	一般病院	一般病院	一般病院
			保健師
p.44 ▶	p.45 ▶	p.45 ▶	p.47 ▶

case 01：女性・70代／レビー小体型認知症

発　症

ケアマネジャー

- この時点での介入はなかった。
- かかわる場合は、夫が「自分でケアをしたい」という気持ちを尊重する。
- 地域包括支援センターとの連携で情報を共有できれば、必要時の対応が迅速にできる。

リハビリテーション

- 整形外科でのリハビリを週3回実施していた。
- 医師の指示としては筋力低下による歩行訓練であった。

○言語療法

- 実際はわからないが、もし声が小さくなっている、話しにくくなっているということであれば、この場合は筋力低下ということだけでなく、他の症状も併せてアセスメントする。しかしそれを直接医師に言えるのかという難しさはある。
- 他にかかわっているスタッフがいるので、自分の評価と合わせて情報交換を行い、やはり単なる筋力低下だけではない、となれば、リハビリなり、看護師なりからソーシャルワーカーへ、そこから家族や医師へととつなげるよう、働きかけは行っていく。

○作業療法・理学療法

- 医療側が診ているのにその後の介護保険導入や診断が遅れた理由として、リハビリ職が医師のオーダーどおりに実践するだけでなく専門職の視点で再評価しなかったことが挙げられる。この場合はなぜ筋力低下があるのか、なぜ歩行訓練が必要なのかというアセスメントが必要である。
- 本人が熱心であれば、在宅での様子を家族とイメージしながらディスカッションしていく。
- アセスメントをして、必要なら医師や他職種、社会的サポートにつなげる方法を知っておく。

かかりつけ医

- 整形外科でよくある筋力低下でリハビリ処方していた。
- 精査のため大きな病院に紹介した。
- 多職種のアセスメントを重要と思って聞く姿勢が必要である。
- 介護保険の申請などの社会的サポートについても言及する必要がある。
- 地域包括支援センターやケアマネジャーなどの役割も知っておく必要がある。
- 看護師はここで医師の診断まかせにせず、情報収集をきちんとして必要なら医師や他の職種も巻き込むべき。

地域包括支援センター

- この時点での介入はなかった。
- 家族が地域包括支援センターの存在と役割を知っていれば、最初はここからのフォローになった可能性がある。介護保険の申請も遅れずに済んだ。
- 地域包括支援センターの存在を住民にわかってもらうような方策が必要である。
- かかわる場合は、夫が「自分でケアをしたい」という気持ちを尊重する。

認知症専門医

- 物忘れのため診察したが MRI 上は異常がなかったので、定期的にフォローした。
- 夫がよく観察をしているので、日常生活上のことなどの臨床症状をしっかり聞き取る必要がある。

外来看護師（一般病院）

- この時点での介入はなかった。
- 夫がよく観察をしているので、日常生活上のことなどの臨床症状をしっかり聞き取る必要がある。
- 認知症の診断がつかなくても、生活上のサポートとして介護保険の申請など社会的サポートに言及する必要がある。
- かかわる場合は、夫が「自分でケアをしたい」という気持ちを尊重する。

一般病院

- 精査の結果、かかりつけ医より紹介を受けた。

○整形外科、その後の病院

▫ 認知症の診断がつかなくても、生活上のサポートとして介護保険の申請など社会的サポートに言及する必要がある。

▫ 地域包括支援センターやケアマネジャーなどの役割も知っておく必要がある。

▫ 他の職種のアセスメントを重要と考え、聞く姿勢が必要である。

▫ アセスメントを行い、信頼できる形で医師などに伝える必要がある。

家族介護経験者のコメント 身体的な問題から医療機関に行く場合がありますが、生活上の困難もあるならば、地域包括支援センターやケアマネジャーの事業所に相談して、介護のほうからかかわることも必要です。

診　断

ケアマネジャー

▪ この時点での介入はなかった。

▫ かかわる場合は、夫が「自分でケアをしたい」という気持ちを尊重する。

▫ 気持ちを尊重しつつも使えるサービスの提案をし、抱え込み介護の防止を行う。

▫ 地域包括支援センターを中心に主治医との連携、夫の想いをサポートできる体制の準備を行う。

リハビリテーション

▪ 整形外科でのリハビリを週３回継続していた。

▫ アセスメントを行い、生活環境などを踏まえ、予後予測を医師などに伝える必要がある。

かかりつけ医

▪ この時点での介入はなかった。

▫ かかわる場合は、夫が「自分でケアをしたい」という気持ちを尊重する。

▫ 他の職種のアセスメントを重要と考え、聞く姿勢が必要である。

▫ アセスメントを行い、信頼できる形で認知症専門医などに伝える必要がある。

地域包括支援センター

▪ この時点での介入はなかった。

▫ かかわる場合、適切に受診につなげる必要がある。

▫ 大きな病院で「わからない」と言われた場合に、生活上の問題を相談する機関として地域包括支援センターの存在を周知させる必要がある。

外来看護師（一般病院）

▪ この時点での介入はなかった。

▫ 夫から本人の生活の不具合をしっかり聞き取り、検査時の様子からアセスメントしたことや夫への思いを診察医に情報提供する。

▫ 今後、症状が変化した場合などに相談できる窓口やサービスがどこにあるかを伝える。

一般病院

▪ 診断がつかず、夫は本人を複数の医療機関に受診させた。

▪ Ｂ総合病院神経内科でレビー小体型認知症と診断した。

▪ 医療系サービスとしてリハビリを週に３回開始した。

▫ 診断がつけられなかった場合のフォローの明確化が必要である。病理学的な異常はなくても生活上困っているため受診に来ていることを理解し、所見がみられなかった場合にどうするかを考えておく。「異常なし」としてしまったら、そこでかかわりが途切れてしまう。

▫ 診断がつかなかったら、認知症疾患医療センターに紹介してもよかった（何カ所も受診させなくて済む）。

▫ 看護師は外来診察のフォロー体制を見直す必要がある。

▫ 看護アセスメントを行い、それを信頼できる形で認知症専門医などに伝える必要がある。

case 01：女性・70代／レビー小体型認知症　**41**

家族介護経験者のコメント　子どもに負担をかけたくなかったこともあったり、妻を大事に思うあまり自分が介護したい気持ちは理解できるが、この先の長い介護生活を考えるとできるだけ早期から家族や友人を巻き込むことが大事です。100のことをしたいと思っていても、80くらいは自分で、20くらいは人に頼るくらいに思っていたほうがいいでしょう。

診断後のサポート

ケアマネジャー

- 認知症疾患医療センター経由で依頼があり、診断後の在宅ケア体制を整えるためサービスを導入した。

○導入したもの
- 訪問看護：全身状態の観察、ポータブルトイレ移乗（週1回）
- 訪問リハビリ：リハビリ・マッサージ（週3回）
- 訪問介護：排泄援助、週3回入浴などの保清援助（週6回）
- 訪問診療（歯科）：2週間に1回
- 福祉用具レンタル（必要時）：介護ベッド・褥瘡予防エアマット
- 福祉用具購入：洗浄便座付きポータブルトイレ・シャワーチェア
- 住宅改修：浴室手すり
- 病状が進行していく中でサービスを利用してこなかった家族の心情に寄り添う。
- 各専門職と連携を図り、夫が無理なく本人と一緒に過ごせるよう負担軽減について検討していく。
- 病気や介護のことについて熱心に勉強している夫を中心とした支援体制を構築していくためには、夫のニーズに対応できるようケアマネジャーとしてのスキルを高め信頼関係を築くことが必要。
- 今までの生活の中で大事にされて生きた生活歴を尊重しながら、先を予想した助言の継続。

訪問看護師

- この時点での介入はなかった。
- アセスメント後に、安全を考えて訪問入浴の必要性があればケアマネジャーに提案する。

地域包括支援センター

- この時点での介入はなかった。
- 介護保険の申請時に認知症疾患医療センターが居宅ケアマネジャーに直接相談することで早く対応できる。
- このケースではケアマネジャーの力量でよい結果を得た。地域包括支援センターがこのチームに入れば、後方支援でかかわることができる。

認知症専門医

- 診察と生活支援のサポート体制をつくるために、精神保健福祉士と連携して介護保険申請を家族に促した。
- ケアマネジャーを紹介した。
- 夫の意向もあるが、もう少し早めにサポート体制を構築する必要がある。

精神保健福祉士（認知症疾患医療センター）

- 介護保険の申請をし、ケアマネジャーを紹介した。
- ケアマネジャーへつなぐ際、疾患の特徴や今後の治療方針など医療情報を伝達すると同時に、これまでの経過で本人と夫がどのように治療と向き合ってきたのか、これからどのようにしていきたいと考えているか、「これまで」〜「いま」〜「これから」の生活が見えてくるような情報提供ができるよう心掛ける。
- 本人と夫の思いをより正確に反映したチームケアにつなげていくための第一歩であり、ていねいな引き継ぎと申し送りをする必要がある。

外来看護師（認知症疾患医療センター）

- この時点での介入はなかった。

42　第2章　疾患別典型10事例 〜 時系列チャート

▫ 夫がよく観察しているので、日常生活上のことなどの臨床症状をしっかり聞き取る必要があった。

▫ 診断後の夫の気持ちをしっかり聴き取り、心理的な支援を行う。

▫ 疾患の特徴と、生活上の困りごとへの対応について助言する。

保健師

▪ この時点での介入はなかった。

▫ 夫には彼なりに長年連れ添った妻への思いがあり、そこに第三者が踏み込んでくればこれまでの夫婦関係が変化せざるを得ず、戸惑いや拒否感があっても当然であることを理解する必要がある。

▫ 上記に加え、夫の介護者としてのアイディンティティを尊重するという観点で、ていねいに「介護者のつどい」につなぐ。

> **家族介護経験者のコメント** 通いやすい病院に変えたりして、負担が少しずつでも減る体制をとれていました。ここで子どもが少しずつサポートし始めているのもよかったです。どうすればこのように家族の危機対応能力を高められるのかが興味深いです。治らない病気をくよくよ考えても仕方がありません。泣いても落ち込んでも、それでも前向きに考えて楽しいことに取り組み、いい思い出をつくっておくことが大事ですね。

在宅でのサービス利用

ケアマネジャー

▪ 訪問看護：全身状態の観察、ポータブルトイレ移乗（週1回）

▪ 訪問リハビリ：リハビリ・マッサージ（週3回）

▪ 訪問介護：排泄援助、週3回入浴などの保清援助（週6回）

▪ 訪問診療（歯科）：2週間に1回

▪ 福祉用具レンタル（必要時）：介護ベッド・褥瘡予防エアマット

▪ 福祉用具購入：洗浄便座付きポータブルトイレ・シャワーチェア

▪ 住宅改修：浴室手すり

▪ 次に困ってくるようなことは何かを予測しながら訪問し、状況の確認を行った。

▪ 予測したことに基づいて、それに必要な情報を用意していった。

▪ 下の世話、お風呂の世話や介助など夫が困難なことから少しずつ入っていった。訪問スタッフもすごく熱心だった。

▪ 夫が納得のいく在宅ケアになるよう、彼の苦手なケアを補助できるようなものを探しに福祉機器の展示会などに出向き、そこで得た情報を提供した。→ 後に自動排泄処理機などを導入した。

▫ ケアマネジャーも、症状と生活支援上のアセスメントが必要である。

▫ 夫の気持ちを理解してもらえるよう、多職種による連携を密にする必要がある。

ヘルパー

▪ 訪問介護：排泄援助と訪問看護師による入浴介助などの保清援助を手伝った（週6回）。

▪ 夫が介護をしたい気持ちを尊重してかかわった。

▫ 夫の役割を奪わないようにしつつ、専門職として押さえておくべきところに気をつける。そのために初回はケアマネジャーや訪問看護師からある程度の情報を得てから入るようにする（このケースでは、夫がこれまで行ってきた内容と、自分で介護したい気持ちが強いことなど）。

▫ 事前の情報が少ない場合、対応が不適切となりクレームにつながることが多いので、しっかり情報収集してかかわる。

訪問看護師

▪ 訪問看護：ヘルパーと協力して入浴、全身状態の観察、ポータブルトイレ移乗を行った（週2回）。

▪ 夫が介護をしたい気持ちを尊重してかかわった。

▪ 当初は夫が入浴介助をしていたが、徐々に難しくなってきたので、週2回は看護師も行うようになった。

▪ 認知機能の日内／日間変動が激しいため、極端に動きにくい日などの介助は一層難しかった。

▪ 本人の動き方や「ここを持ってね」などの意思が伝わるかどうかを見つつ、夫が行う介助の難しさを夫自身にもわかってもらえる

case 01：女性・70代／レビー小体型認知症　43

ように話をしながら進めた。
- ケアマネジャーとも適宜相談をしながら進めていった。
- 症状と生活支援上でのアセスメントが必要である。

リハビリテーション

- 訪問リハビリ：週3回リハビリ・マッサージ
- 日常動作におけるアセスメントを通して、改善できる能力があるか検討する。夫の介助負担の問題、生活環境を考慮して考える。

かかりつけ医

- 訪問歯科：2週間に1回

認知症専門医

- 定期的にフォローした。
- 進行する病状に対して説明を行う。

外来看護師（認知症疾患医療センター）

- この時点での介入はなかった。
- サポートチームがよく機能しているので、その様子を家族から聞いて必要なら助言などをしてもよかった。
- 夫が介護したい気持ちを尊重しながら、生活状態を聞く中で困りごとを把握し、調子のよいとき悪いときの変動があることを伝えつつ、具体的なケア方法を提案する必要がある。
- 夫からの情報をケアマネジャー、ヘルパー、訪問看護と情報交換しながら連携を図り、具体的なケア方法を助言する必要がある。
- サポートチームとの情報交換の場を設ける。

> **家族介護経験者のコメント** よいサポートを行えるチーム体制がとれていました。ケアマネジャーがうまく夫の意向を汲んでおり、当人もサービスにうまく頼っていました。

往診体制の構築

ケアマネジャー

- 通院が難しくなってきたため、認知症疾患医療センターの主治医、訪問看護師と相談して往診医を決定した。
- 夫の性格や介護へのスタンスなども考えて、相性がよいと思われる往診医を選んだ。
- その後も認知症疾患センターへ夫のみ受診を継続。研究中の新しい治療法への希望を持っていた。夫なりにさまざまな勉強をしていたので、その気持ちにも寄り添えるように配慮した。
- 夫のSOSにいち早く気づくことが大切であるため、サポート体制を強化する。
- 受診の負担を軽減するため、往診に切り替える時期を見極める。
- 本人の健康状態をフォローするだけでなく、熱心に介護する夫の状況を理解して対応してくれる往診医を選ぶ。

訪問看護師

- 通院が難しくなってきたため、認知症疾患医療センターの主治医、ケアマネジャーと相談して往診医を決定した。
- 夫の性格や介護へのスタンスなども考えて、相性がよいと思われる往診医を決定した。
- 往診医と連携してかかわった。

かかりつけ医

- 往診医が決定した。
- 認知症疾患医療センターのそれまでの主治医と密に連携をとっていった。たとえば手紙を主治医に出して採血やレントゲンの依頼などを行った。
- 夫とのよい関係を壊すことなく進められた。

44 第2章 疾患別典型10事例 〜 時系列チャート

認知症専門医

- 通院が難しくなってきたため、ケアマネジャー、訪問看護師と相談して往診医を決定した。
- 夫が「通院が難しい」と相談してくるのを待っていた。
- 往診医とは密に連絡取り合い、検査などの役割分担ができていた。
□ 夫には、本人の最期まで自宅で看ようとする気持ちがありありと見て取れるため、どこかの段階から在宅に移行し、往診医を決めたほうが絶対によい。病気の進行により肺炎など身体的な問題が生じた際、見ず知らずの病院に救急搬送ということにもなりかねず、自宅での看取りを考えてもやはり往診医が夫の希望を最後まで遂げられるだろう。

入　院

訪問看護師

- 夫の希望により、ポータブルトイレで排泄していた。
- 救急搬送されるまで排便コントロールもチェックし便の観察も行っていただけに、大腸がんを指摘された際はショックだった。
- ほんの少し便が細くなったように思えたと夫とは話したことはあった。しかし、本人はいつもニコニコしてる感じで、痛みとか何も出ないので、週に2回、排泄介助と褥瘡の処置をしていた。
□ 身体的な変化を少しでも認識したら、主治医に相談し検査を依頼するなど早めの対応をとる必要があった。本人の訴えがないためについ対応が遅れてしまいがちになる。

かかりつけ医

- 体調が悪く発熱あったため、認知症疾患医療センターのある病院の内科救急外来に紹介した。
□ 日頃から、認知症のBPSDがある患者の身体合併症が治療可能な、地域の医療機関を把握しておく。

一般病院

- 外科医が家族に病状説明を行った。抗生物質の効果が非常に弱く肺炎の改善はみられなかった。栄養状態は数値上少し良好だったが、がん性腹水により改善は非常に困難な状況。入院していれば改善するというわけではないため、早めに退院するほうがよいと説明した。帰宅しても肺炎、低栄養、イレウスで急変する可能性が非常に高かった。
- 家族での対応が困難な場合は、すぐに来院してもよいことを説明した。
- 看取りは、急性期病棟や緩和ケア病棟で行う意向を確認したが、やはり自宅でという夫の気持ちを理解した。

> **家族介護経験者のコメント**　妻の容体に変化があり、入院してもそれまでの体制がきちんとできていたことや、どうしたいのかが明確であったため在宅での体制にすぐ切り替えられました。

退院調整

ケアマネジャー

- 主治医や訪問看護師、病院のメディカル・ソーシャル・ワーカーと連携し、退院後のサービス調整（訪問介護、訪問看護、訪問リハビリ、訪問入浴、福祉用具貸与）を行った。
- 介護のキーパーソンが実質的に娘へと変わっていく中で、夫が感じている戸惑いや淋しさに寄り添った。
□ これからの夫の役割について、今までの夫のかかわりで本人が安心して暮らせたことをねぎらいつつ、今後も夫の存在が必要であることを話していく。
□ 病状の管理も難しい段階に入り医療的処置が多く必要となる。かかわる職種の専門性を尊重しつつ連携を強化し、必要な対応ができるように努める。
□ 夫の気持ちに寄り添い、入院前と状況は違っても夫にしかできない役割があることをしっかり伝える。
□ 訪問看護と訪問リハビリは事業所が同一でない場合、同日の訪問ができないなど制度的な問題を回避するため、事業所選定時に本人に不利益が発生しないよう留意する。

case 01：女性・70代／レビー小体型認知症　**45**

ヘルパー

- 夫のこだわり（妻への介護で大事にしていること）をよく理解し、できるだけ自分の家のお風呂に入れるよう移動や移乗などを工夫した。
- 自動採尿器を返却した後はオムツを装着して管理した。

訪問看護師

- 往診医と連携してかかわった。
- 排泄コントロールと皮膚のケアを中心とした全身管理、入浴介助を毎日行った。
- 介護のキーパーソンが実質的に娘へと変わっていく中で、夫が感じている戸惑いや淋しさに寄り添った。
- 夫にできることはやるように促し、退院を勧めた。
- 医療的な処置が多く、夫は「自分にはとてもできない」と言い、介護を娘に譲ったような形になった。
- 役割を明確化するともっと夫が元気になれたのではないか。本人に寄り添い、声をかけてあげること、手を握ってあげることなど、夫にしかできないことをはっきりと依頼するとよい。

リハビリテーション

○言語療法

- 週に1回：嚥下訓練
- 消化器系のがんのため、腹痛、嘔気・嘔吐、食思不振などが生じてくる。どの程度の嚥下機能が残っているか、内科的な許容によっても変わってくるが、能力的に食べられるものを食べてもらうのか、それはいつまでか、最期を早めるかもしれないとしても最初から食べたいものを食べてもらうのか、最期が近づいてきたときに多少のリスクがあっても、たとえ一口でも食べてもらうのかなど、いずれ生じる現実的な問題について本人や家族の気持ちを少しずつ確認しながらかかわっていけるとよい。
- そのための良好な関係を築くことが大前提となるが、看護師や医師にも状態を確認し、できる限り気持ちに沿うかかわりを検討すべきである。また調理や摂食介助など無理のないところで家族にかかわってもらい、最期の時間を共有できるように援助していけるとよい。

○理学療法

- 週2回、1回20分ずつの身体機能維持のリハビリテーション
- 維持期で終末期のリハビリテーションにおいて、どのように本人や夫が「よりよい死」に向き合うことができるか、リハビリスタッフとしてどのようにかかわればよいかを考える。
- 拘縮予防でセラピストが関節可動域訓練ばかりを行うのではなく、入浴介助にしても本人のできること、できないことを評価し、本人の能力を考慮して夫にできる介助を介助指導していく。
- 介助してもできなくなってきたことを夫と共有し、次のサービスへつなげる（夫には自身の介助だけでは介護が困難なことを理解してもらう必要がある）。

○作業療法

- この時点での介入はなかった。
- 本人、夫が何を大切にして生きているか、絶対に失いたくないもの（尊厳）を把握する必要がある。このケースでは排泄が大きな課題となっていた。自宅に帰って来ただけでいいのでなく、そこでの排泄をどう考えるか。二人にとって排泄とはどのような意味合いを含むのか…。夫は最後までポータブルトイレで排泄させてあげたいと思っている。それは妻には尊厳があり、尊敬すべきパートナーとしてとらえているからだ。
- 作業療法士は生活動作能力を維持・向上させるプロフェッショナルである。そのために最低限必要な20分のかかわり（機能練習）、ポジショニングがある。実際にポータブルトイレで排泄できるかが大切なのではない。二人のこれまで歩んできた人生のストーリーを想い、尊厳を大切にし、専門職として今できることを提案し続け、その過程を共有することが重要である。

かかりつけ医

- 外科の主治医、訪問看護師、緩和ケア認定看護師、メディカルソーシャルワーカーなどと連携して、在宅ケアの体制を整えた。
- CVポート（中心静脈カテーテルの一種）、ストーマケアの助言なども行った。

一般病院

- 認知症疾患医療センターのある総合病院の救急外来担当医へのサマリーを作成した。
- 退院サマリーの内容：上行結腸がん、がん性腹膜炎、腹膜播種の為終末期の患者、人工肛門とCVポートを造設しているため、CVから点滴をする。延命処置は行わない方針となっているが、誤嚥性肺炎などで入院になる場合は外科で対応することとした。

○緩和ケア認定看護師外来

46　第2章　疾患別典型10事例 ～ 時系列チャート

▪ 在宅に移行するにあたり「何かあった時のため」、夫と娘に面談を実施した。夫がこれまで本人に尽くしてきたことへの敬意を払いながら「家族の安心のために一度自宅へ帰り、往診医に診てもらいつつ何かあったらいつでも受け入れてもらえる」という安心感を持ってもらった。

家族介護経験者のコメント　徐々に高度なケアとなっていき、夫にできることが少なくなり寂しさはあったでしょうが、家族としてはそれも仕方がないと思いつつ、専門職に任せることも大事です。

退院～看取り

ケアマネジャー
▪ 夫にできることがないか、を重要視してかかわった。
▪ 死去後のエンゼルケアに加わり、告別式にも参列した。
▫ 最期はスタッフが皆、本人にかかりっきりになってしまったので、もう少し夫に寄り添えたらよかった。
▫ 死去後のフォローをどのようにしていくか考える必要がある。
▫ 家族が本人の最期を迎えるにあたって不安な気持ちを表出できる場面を持ち、気持ちの整理や心の準備ができるよう誠心誠意の支えを行う（医療上のサポートは医療者へ依頼する）。
▫ 死去後、告別式に参列した際にはゆっくりと話をすることはできない。サービス提供終了後ではあるが、ケアマネジャーとしては家族が落ち着いた頃に連絡・訪問を行い、それぞれの気持ちを受け止めて前向きに今後の生活を送ってもらえるようにしていくことも重要である。

ヘルパー
▪ この時点での介入はなかった。
▫ 最期はスタッフが皆、本人にかかりっきりになってしまったので、もう少し夫に寄り添うべきだった。

訪問看護師
▪ 往診医と連携してかかわった。
▪ 徐々に本人が衰弱していくにつれ、かかりつけ医と相談することが多くなった。
▪ 座薬鎮痛剤を使用。初めは効果があったが、その後2～3時間程度しか効いていない様子で「うーうー」と声が上がるため、往診医よりモルヒネの指示があった。
▪ 麻薬性鎮痛薬が導入された際に緩和ケア認定看護師より助言を行った。
▪ 一緒に体をマッサージしたり、手を握るなどを実施した。
▪ 最期まで自宅で過ごすのか、緩和ケア病棟へ行くのか、家族の希望を確認する際に夫が現状を受け入れられていなかった。尿量が極端に減少しており、あえて病院へ運ぶのはよりリスクが高く本人に負担であると説明し、娘の思いを尊重して在宅で看取ることを決めた。
▪ 夫と娘に対し「いよいよもう、おしっこの量も減ってきてるし、この週末は危ないです」と話した。
▫ 最期はスタッフの皆が本人にかかりっきりになってしまったので、もう少し夫に寄り添うべきだった。
▫ 喪失感がかなり大きく、すでに自分ができることは何もなくなったと感じている夫に対し、ご本人にとってはこれまで夫と積み重ねてきた時間があるので、そばにいるだけで本人が安心できるのだということを伝える必要がある。
▫ もっと早い段階で夫の意思を確認し、夫と子どもに現状をていねいに伝える必要もある。
▫ 夫と一緒にラコール以外の口にできる食べ物を考えたり、料理してもらったりすることで夫の役割をつくる。
▫ 身体の症状アセスメントを、他職種に情報提供し共有できる位置にいることを意識する。
▫ 主治医の説明を家族が理解できているかどうかの確認も行う。

リハビリテーション
▪ この時点での介入はなかった。
○最期の時に現実を受け入れられない夫へのサポート
▫ 今まで主体的にかかわってきた夫が最後に傍観者のようになり、役割の喪失をしてしまったことが残念である。終末期になってからどうしたらよいかを考えるのではなく、エンド・オブ・ライフをどうしていきたいかを病状の説明とともに話し合っていく必要がある。夫の役割の喪失感をアセスメントし先手を打ちながらかかわり方を考慮すべき。

case 01：女性・70代／レビー小体型認知症　**47**

▫ 先手を打ちながら最期の時間を共有できるようなかかわり方（できるだけ参加してもらう）を提供できれば、夫は達成感を得られたかもしれない。

地域包括支援センター
▪ この時点での介入はなかった。
▫ 自宅で看取りを行う際には、近隣住民が気を遣い協力する場合と、あえて距離を置く場合がある。家族が地域から孤立する場合もあるので、本人・家族の同意のうえで民生委員などと相談することで、亡くなる前に住民がどうかかわり、亡くなった後の夫をどうサポートするかを検討できるかもしれない。

かかりつけ医
▪ 往診体制をとり、薬対応などを始めていた。
▪ 座薬鎮痛剤を使用した。初めは効果があったが徐々になくなりモルヒネの指示を出した。

一般病院
▪ 緩和ケア認定看護師：本人のがん性疼痛が悪化していき、麻薬性鎮痛薬も入れないといけない状況になったときに、訪問看護師と連携をとって適宜助言を行った。
▫ 在宅でのグリーフケアができる体制を、訪問看護師らとともにつくっていく必要がある。

保健師
▪ この時点での介入はなかった。
▫ グリーフケアは必要である。保健師が直接かかわるかどうかは別にして、これだけ介護家族が増えている状況であれば、地域包括ケアの視点から介護を終えられた方の場づくりも必要である。「介護者のつどい」もその受け皿となっている。現状では自助グループの力を支援体制の中に組み込むという視点が欠落しているのではないだろうか。

家族介護経験者のコメント　夫が中心となった介護は、子どもたちと非常によい連携ができていました。このケースの場合は妻の終末期を受け入れられなかったのは仕方がありません。妻の死後に夫の身体にも悪影響が出ないよう、長い経過を一緒に過ごしてきたケアスタッフたちが、それとなくその後をサポートしグリーフケアできる体制をつくることが望ましいでしょう。

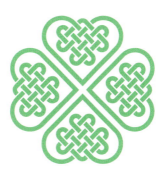

case 02

性別：女性
年齢：50代
疾患：アルツハイマー型認知症（若年性）

● **疾患について**

若年性認知症の大きな原因の一つであり、64歳以下で発症するアルツハイマー症。高齢発症のアルツハイマー型認知症に比べ視覚性の認知機能低下が目立ち、比較的進行が早い。

● **事例の概要**

・最初にかかわった者（生活保護担当のソーシャルワーカー）の対応がよかったため、早期のチーム構築につながっている。
・若年性認知症で独居。
・専門職チームが医療を中心に対処し、先を見越したケアが提供できている。
・どこまで一人暮らしが可能か、という問題がある。
・本人の意思をどのようにサービス提供に組み入れられるかが課題。

● **生活背景など**

高校を卒業後、20歳から事務職に就いている。発症の1年前に禁煙しており、お酒も機会があれば飲む程度。診断の1年前から生活保護を受給している。勤労意欲がなくはないが、過去に上司からきつく言われたことがトラウマになっている。性格はおおらかで細かいことにこだわらない。夫と19年前に離婚して独居。娘（既婚・子どもあり）が一人いるが、同居しておらず近隣の県にいた。

● **チームで共有すべき大切なポイント**

・独居の若年性認知症者へのサポート
・早期のファーストタッチのためにかかわる職種の重要性
・独居が可能かどうかの判断
・ケアプランを立てる際に本人の意思を反映させること

チームでのディスカッション

特徴として挙げられたこと
・非常にうまく連携ができており、よいチームケアが「できすぎ」ている。
・チームメンバーがそれぞれ少しずつプラスアルファの働きをしており、娘の危機感が小さい。
・家族が遠隔地に住む場合の課題とそのチームケアのモデル。
・一人暮らしの継続。

議論のポイント
・一人暮らしの継続のため充実したチーム体制がとられているが、主治医や認知症疾患センター、訪問看護師が方向性の舵取り
　を担っており、ケアマネジャーの存在感が薄い。
・どこまで一人暮らしが可能か。
・何度も入所を断られたが、うまく施設のケアに転換ができた。受け入れられた要因は何だったか。

焦点化された課題
・初期の緊急性が高い状況（一人暮らしで家族の協力を期待できない）で早めにサポート体制を敷いておく必要性がある。
・一人暮らしで心配が非常に大きい場合、どの時点でケアマネジャーに入ってもらうか。
・ケアチームで方向性を合わせていくことの難しさ。

派生したテーマや課題
・ケアマネジャーの存在が薄いのは、先に医療で訪問看護が入ったせいか。
・ケアマネジャーが早期に入ったほうがよいかどうかの見極めが重要。
・本人の意思を確認することの難しさ。
・チームを形成するうえでの地域包括支援センターの役割。
・先を見越した調整は、セルフケアレベルをできるだけ維持するために重要だが、認知機能が低下する中で、今ある能力を活か
　しながら本人の意向に沿いつつサポートを進めていくことの難しさ。対応の仕方によっては「レールに乗せられたケア」とも
　受け止められかねない。
・ケアチームのコンセンサスをどのように取っていくか。
・ファーストタッチでかかわる職種への情報周知も必要。必ずしも医療福祉の専門職が最初の接点になるとは限らない。

case 02：女性・50代／アルツハイマー型認知症（若年性）　51

case 02 ｜ 女性・50代／アルツハイマー型認知症（若年性）

発　症 ▶	診　断 ▶	診断後のサポート ▶	在宅独居生活（サービス導入） ▶
		発症後1年	

●本人
- 生活保護を受給した頃から一つのことを何回も聞くようになった。身体は元気だったので就労を促すが消極的だった。
- 1年後、就労支援カウンセリングを受けた。「はっきり主張できない」「久しぶりに人と話すと言葉が出てこない」と訴えた。
- 手帳一面に予定を書き込み、さらにメモ書きした紙をホッチキス留めしていた。
- 同じ頃に就労開始。物覚えが悪いという理由で1日で解雇。一月後再職するが、店できつく言われ4日で辞職。
- 何度も来たはずの役所内で迷った。

●家族
- 一人娘によるサポート体制がとれるかはわからなかった。

●本人
- 受診には生活保護のソーシャルワーカーと娘が同伴。
- BPSDの評価ではうつ、不安、同じことをくり返すなどの所見がみられた。
- 認知機能検査（MMSE）21。
- 視空間の障害が目立った。
- 告知を受け、働けなくなったことに涙を流した。
- 病識は「ある」とは言えなかった。

●家族
- 生活保護のワーカーから娘に連絡があり、受診に同行して告知を受けた。
- 娘は、本人と暮らすことを困難と感じ早々に意思表示した。必要な事務手続き以外はできない、通院同行は何カ月かに1回なら可能。一人暮らしが難しくなったら施設にお願いするしかないと主治医に伝えた。

●本人
- 今後、服薬管理が必要であった。
- 娘の協力体制が期待できず、一人暮らしができなくなると施設への入所を考えているということに対し、本人にどこまで理解できているかはわからず、黙って聞いていた。

●家族
- 娘が申請に関連する書類などの準備をした。

●本人
- 家賃の支払い、ATMの使い方がわからず多額のタンス預金があった。
- 訪問スタッフの記憶はあり、受け入れはよかった。
- 診断後1カ月でリバスチグミンの使用を開始。訪問看護師が貼り替えを管理。
- 娘が金銭管理をしてくれることになり、喜んだ。
- 惣菜を買い電子レンジと電気ケトルを利用し、なんとか自活。更衣ほとんどできない。
- 訪問時に風呂の湯を沸かし、利用後は訪問スタッフがガスの閉栓を確認。
- リバスチグミンで皮膚障害→ドネペジルに変更（3mg）。
- 曜日などを訪問看護師に確認することが多かった。

●家族
- 娘が金銭管理を開始した。

医療とサービス

生活保護受給／就労支援カウンセリング	鑑別診断／薬物治療	薬物治療／・介護保険申請（みなし2号）・自立支援医療申請・障害福祉サービス申請／訪問看護（週3回）	薬物治療／介護保険申請中／訪問看護（週3回）／ガイドヘルパー（受診同行）

かかわる職種

ケアマネジャー	ケアマネジャー	ケアマネジャー	ケアマネジャー
ヘルパー（ガイドヘルパー）			ヘルパー（ガイドヘルパー）
リハビリテーション			
デイサービス			
訪問看護師		訪問看護師	訪問看護師
かかりつけ医			
地域包括支援センター	地域包括支援センター	地域包括支援センター	
認知症専門医	認知症専門医		認知症専門医
精神保健福祉士（認知症疾患医療センター）	精神保健福祉士（認知症疾患医療センター）	精神保健福祉士（認知症疾患医療センター）	
外来看護師（認知症疾患医療センター）	外来看護師（認知症疾患医療センター）	外来看護師（認知症疾患医療センター）	外来看護師（認知症疾患医療センター）
保健師	保健師		保健師
生活保護ワーカー	生活保護ワーカー	生活保護ワーカー	
p.54 ▶	p.55 ▶	p.56 ▶	p.57 ▶

| サービス導入後 ▶ | 不安増強時期 ▶ | 作業所への通所 ▶ | 在宅独居生活 ▶ | （サポート継続中） |

●本人
- 支援者が入れ替わり家に来るので混乱した。
- 受診日を勘違いして「ガイドヘルパーが来ない」と言いパニックになったりする。一人で泣いたりすることもあった。

●本人
- ドネペジル5mgを服用。管理の不安が大きかった。
- 金銭管理は娘が行っているが、行政からの書類などを見て落ち込んでいた。
- 寒い時期は「一人だから」と長く入浴しないことがあった。訪問看護師が昼間の入浴を勧めるが拒否。7〜10日ごとに入浴していた。
- 買い物はガイドヘルパーが週に2回同行した。
- 高齢の父の具合が悪く一人では面会に行けないと不安がった。その後父が死去し、疲労が溜まっていた。

●家族
- 主治医に入浴とデイサービスを提案されるが消極的であった。
- 娘がケアマネジャーにデイサービスの手配を相談。うまく見つけられずにいた。

●本人
- 食事はパンだけであった。
- 連休は娘家族と旅行などして過ごした。
- 土日にはサービスがなく、訪問者がいないため不安が増強した。
- 週に3回、作業所に通所し始め、後に4回へ変更した。
- 作業所での新生活で疲労もあったが、3カ月後には徐々に慣れて「楽しい」ということであった。

●本人
- 入浴状況は不明であった。
- 急に怒り出したり不安になったりすることが増えた。ガイドヘルパーが手荷物を勝手に触ったと言いトラブルになりかけた。
- デイサービスに行き始め、入浴もできた。
- サービスが増えていくことに対し「自分のことなんだけども、周りの人がどんどん決めていってしまうのが....でもそれで生活に困らないから、自分はいいかなと思って受け入れているんだけど、本当にこれでいいのかな」などと言うことがあった。

医療とサービス

| 薬物治療／介護保険利用／ケアマネジャー決定／ガイドヘルパー（受診同行）／訪問看護（週3回） | 薬物治療／ガイドヘルパー（買い物週2回）／訪問看護（週3回） | 薬物治療／ガイドヘルパー（買い物週2回）／訪問看護（週3回）／作業所（週3回） | 薬物治療／ガイドヘルパー（買い物週2回）／訪問看護（週3回）／デイサービス（入浴） |

かかわる職種

ケアマネジャー	ケアマネジャー	ケアマネジャー	ケアマネジャー
ヘルパー（ガイドヘルパー）	ヘルパー（ガイドヘルパー）	ヘルパー（ガイドヘルパー）	ヘルパー（ガイドヘルパー）
	リハビリテーション	リハビリテーション	リハビリテーション
			デイサービス
訪問看護師	訪問看護師	訪問看護師	訪問看護師
			地域包括支援センター
認知症専門医	認知症専門医	認知症専門医	認知症専門医
	外来看護師（認知症疾患医療センター）	外来看護師（認知症疾患医療センター）	外来看護師（認知症疾患医療センター）
	保健師	保健師	保健師
p.58 ▶	p.58 ▶	p.59 ▶	p.60 ▶

case 02：女性・50代／アルツハイマー型認知症（若年性）

発　症

リハビリテーション

- この時点での介入はなかった。

○作業療法

- 就労支援の段階で作業分析を実施し、どの工程でどのようなエラーが起きているのか、また同様に日常生活活動の作業分析結果と相関させることでそのエラーの要素が概ね想定できる可能性がある。

かかりつけ医

- アルツハイマー型認知症を疑う診断。長谷川式簡易知能評価スケール（HDS-R）20点、処方はしなかった。薬剤の自己管理も可能か判断しかねるとのことで、認知症疾患医療センターを紹介しソーシャルワーカーに相談。訪問看護の必要性も紹介状にあった。
- 若年性認知症は診断が難しく原因疾患も多岐にわたることから、疑われた場合は専門医療機関へ速やかに紹介すべきである。

地域包括支援センター

- 生活保護のワーカーから訪問の依頼があったが（この時点では）鑑別診断が出ていないことと年が若いため、すぐには動けなかった。
- 訪問して様子を見に行くことで現状を見渡せて緊急性も把握でき、診断後のサポート体制もスムーズに行える。緊急性の考慮は重要であり、専門医受診がすぐにできるわけではないため迅速に動く必要のあるケースである。しかもすでにかかりつけ医で「アルツハイマー型認知症の疑い」があったので動くべきだった。

精神保健福祉士（認知症疾患医療センター）

- 生活保護のワーカーから専門医の受診予約が入った。単身者で一人娘は近隣県にいるものの、どこまで協力が得られるか未知であったため、予約待機の間に地域包括支援センターへ介入を依頼し、緊急性がないかを確認するよう生活保護のワーカーへ助言した。
- かかりつけ医の紹介から専門医で鑑別診断に至るまで約3カ月を要した（予約待機）ため、その間に何かできることがあったのではないか。
- 地域包括支援センターは「若年であり診断が出なければ動けない」と判断したが、やはり専門医を受診するまでに訪問してもらえるよう再度働きかける必要があった。

保健師

- この時点での介入はなかった。
- 若年性認知症にかかわる領域は、単に「認知症」という括りだけではなく精神保健福祉という視点でもとらえる必要があるため、保健所や市町業務の範疇でもある。
- 就労にチャレンジするがうまくいかないことで本人が負った心の傷は、相当なものであるという認識が必要である。
- 手帳への極端な書き込みは、なんとかして忘れないように、失敗をしないようにという恐れや焦りから、そのような行動をせざるを得ない気持ちを汲む必要がある。

生活保護のワーカー

- 生活保護を受給した時から反応の悪さなどに気づいていた。
- その1年後、就労支援カウンセリングにつないだ。
- 生活保護のソーシャルワーカーが近医に受診を勧めた。その際に独居であり生活状況がよくわからないため、まず訪問が必要と判断し、地域包括支援センターを訪れて生活状況を把握するよう依頼した（この時はすぐに動いてもらえなかった）。
- 生活保護の受給時より家族が疎遠であることを察知していたため、外来受診などにも同行して診断後の生活支援も視野に入れていた。
- 認知症疾患医療センターの精神保健福祉士と協働してサポートを進めた。
- 通常、生活保護のワーカーがそこまで動くことはないが、このケースでは「なぜ生活保護を受給するのか」まで考えていたので必要な職種につなぐことができた。地域包括支援センターはすぐに動けなかったが、このような働きは非常に重要である。今回の生活保護ワーカーのように、こうしたファーストタッチを行えるのは医療福祉の専門職だけに限らない。

> **家族介護経験者のコメント**　この場合は、おそらく電話などで本人に連絡しても発症はわからなかったでしょう。本当に生活保護のワーカーに感謝したい気持ちです。

診　断

ケアマネジャー

- まだ担当は決まっていなかった。
- 地域包括支援センターにも力量の差があるが、ケアマネジャーとしては介護保険申請に、まだこれからという段階でもいいので早期にかかわらせてもらうほうがその後スムーズである。理由は、ふつう地域包括支援センターが集めた情報を後でもらう形だが、一緒に集めていくほうがわかりやすいこともあり、信頼関係もつくりやすいため。ただしその間は無料で働くことになるので、すべてのケアマネジャーがそうすべきだとは言えない。
- このケースでは、その後のかかわりの長さを考えると、最初からケアマネジャーを巻き込んでほしい。

地域包括支援センター

- この時点での介入はなかった。
- 本人の受け入れが悪くはないので、早くからケアマネジャーに入ってもらうほうがよい。
- 本人の希望などをきちんと聞いておくべきであった。

認知症専門医

- 記憶はそれほど悪くなく、空間認識に問題があるとアセスメントした。典型的な若年性認知症で記憶より先に生活障害が出てくる可能性が高いため、生活支援の必要性からサポートチーム体制の構築を勧めた。
- 本人と娘に告知を行った。
- 薬物の調整が落ち着いたら、かかりつけ医によるフォローに移行する予定だった。
- 生活支援と服薬の効果についてモニタリングをしなければならず、一人暮らしでもあるためとにかく早期のサポートが不可欠。ケアマネジャーにも早くからかかわってもらうほうがよい。

精神保健福祉士（認知症疾患医療センター）

- 介護保険を申請する時期であったが、認められなければ投薬や訪問看護など多くのサービスを導入できなかった。事前にある程度どこに何を依頼するかを決めておく必要があるので、地域包括支援センターが訪問して生活支援に必要な事項を見極めるとよい。
- 診断後、地域型包括支援センターと包括支援センター統括課の認知症支援推進員へ連絡をし、サポート体制の構築のための介入を依頼。生活保護のワーカーと一緒に訪問し家庭状況をアセスメントしてもらえるよう調整した。服薬管理体制が整い次第投薬開始の方針を伝え、まずは医療での訪問看護の導入を図った。
- かかりつけ医でアルツハイマー型認知症の疑いと訪問看護の必要性を判断していたことから、アルツハイマー型認知症を疑う段階でも介護保険申請を案内できたのではないか。

外来看護師（認知症疾患医療センター）

- この時点での介入はなかった。
- 診断による本人と家族の反応から、心理面も含めて今後はチームで支援することを伝え、不安の軽減に努める必要がある。
- 来院時の反応やバイタルサイン、検査案内時の様子から、予測される生活上の困りごとを本人担当のワーカーに確認し、医師に伝える。
- 診断後の本人、家族の反応から不安な気持ちを表出できるように寄り添い、早急に支援体制を整える際にケアマネジャー、地域包括支援センターに対して心理的支援を含めた具体的な支援内容を伝える必要がある。
- 家族の理解度の確認をし、今後使える予定のサービスなどが相談できる場所の案内をする。

保健師

- この時点での介入はなかった。
- 告知されて働けなくなったことに涙を流したことへの寄り添いが必要。「働きたい」「働かなくてはいけない」「役に立たない人間になってしまった」など本人の気持ちをよく分析する。涙の奥に隠されているものごとを感じ取ることが、寄り添いの意義である。
- 娘が自分にできること、できないことをはっきりと示し、以後もそのとおりに対応していることは前向きに評価できる。それ以上を望むとすれば、それは支援者との関係性が深まる中で育まれるものである。
- 認知症イコール就労不可ではない。一般就労のほかにも障害者雇用や福祉的就労といった選択肢もあるので、本人の就労意欲に添った、ていねいな就労支援が必要である。

case 02：女性・50代／アルツハイマー型認知症（若年性）　55

生活保護のワーカー

- 娘と本人を連れて、認知症疾患医療センターでの受診に同行した。

> **家族介護経験者のコメント** 家庭の事情もありますが、早めに地域の在宅サービス（サービス付き高齢者向け住宅など）を使い、娘がほんの少しでも顔が出せる距離にいられる環境をつくるという選択肢もありました。あるいは、本人が動けない状態であれば、民生委員や友人などによって定期的に馴染みの顔がみられる体制をつくっておくのもよいでしょう。

診断後のサポート

ケアマネジャー

- まだ担当は決まっていなかった。
- 地域包括支援センターと一緒に行動し、早期からのかかわりにおいて情報を共有する。

訪問看護師

- 地域包括支援センターから、認知症疾患医療センター経由で週に3回の訪問依頼があった。
- 本人の受け入れはよいので週3回の訪問の中で信頼関係を築き、今後必要になる支援をスムーズに受け入れられるようかかわる。今後を予測し、主治医やケアマネジャーなど支援チームに対して早めに情報提供していく。
- 電話での服薬管理はトラブルが発生した場合に責任の所在が不明確なため「訪問時に確認する」というケアプランを追加する必要がある。
- 生活に密着できる利点を活かし、アセスメントした内容をケアプランにつなげられるよう、ケアマネジャーに情報提供する。

地域包括支援センター

- 認知症疾患医療センターの精神保健福祉士から介入の依頼があり、訪問して初期のサポート体制をつくった。娘が早々に同居できないと意志表示していたため、一人でどこまで暮らせるのかが焦点となりサポート体制を組むに至った。
- ケアマネジャーが今後継続してフォローしていくことを考えると、途中からだと本人がかなり気を遣うため、やはり当初から巻き込んでいくほうがよかった。
- 本人の希望などをきちんと聞いておくべきである。

精神保健福祉士（認知症疾患医療センター）

- 介護度が認定された瞬間に、さまざまなことがすぐに実施できるように、ある程度は「ここにお願いしよう」などあらかじめ考えて動いた。
- 導入したサービス：自立支援医療申請手続き、介護保険（みなし2号）と障害福祉サービスへの申請、精神保健福祉士から地域包括支援センターに介入依頼、訪問看護へ依頼（訪問後、精神保健福祉士に連絡要請）。
- 金銭管理ができていないことを生活保護のワーカーから知った。
- 診断後早期に支援体制構築のための合同カンファレンスを開催すべき。診断直後の割合早い時期に医療で訪問看護が入っているが、介護認定が下りてケアマネジャーが決定するまで数カ月かかっている。ケアマネジャーをどの時点から巻き込むことができるか、支援の主軸が誰になるのか、医療・介護・障害福祉サービス間の情報共有がスムーズにできるよう、話し合いの場を設けるべきである。

外来看護師（認知症疾患医療センター）

- この時点での介入はなかった。
- 疾患の特徴から、経過と予測される生活上の困りごとについて地域包括支援センター、ケアマネジャーに情報提供をする。
- チームで支援体制を考える。

生活保護のワーカー

- 地域包括支援センターのスタッフとともに訪問した。
- 家賃が振り込まれていなかったり、不明朗な入出金があること、ATM の使い方がわからなくなっており多額のタンス預金があることを、認知症疾患医療センターの精神保健福祉士と情報共有した。

> **家族介護経験者のコメント**　家族の支援がない場合に一人暮らしを続けることは簡単ではないですし、支援者がいなくなった場合の責任の所在などを考えなければなりません。本人に寄り添うため支援者が頑張っても、家族と本人の気持ちが一致しないことがあると、結局は責任がとれないために皆が非常に歯がゆい思いをするでしょう。

在宅独居生活（サービス導入）

ケアマネジャー
- まだ担当は決まっていなかった。
- スムーズに制度導入ができるように事業者間で情報共有し、本人・家族と早期に関係性を築けるよう働きかける。

ヘルパー
- 自立支援のほうで受診同行のガイドヘルパーを開始。

訪問看護師
- 介護保険が導入されるまでの間、医療で訪問看護を利用した。
- 徐々にリバスチグミンの貼り替え忘れなどが多くなり、訪問看護師が管理することになった。
- 火の管理（ガスコンロ、入浴）の確認をした。
- セルフケアや生活リズムの確認をした。
- リバスチグミンによる皮膚障害を主治医に伝えた。
- 毎月、主治医に訪問の報告書を回して情報を共有した。
- 自宅内の様子をよく観察しチームで情報共有することで、新たに必要となる支援者につなげる。

認知症専門医
- 介護保険が導入されるまでの間、医療で訪問看護を利用した。
- 訪問看護師からの報告書により状況を把握した。
- リバスチグミンからドネペジル（3mgより開始）に変更した。
- 本人の能力をアセスメントし、うまく日常生活援助につなぐことができるように、主治医報告だけでなくケアマネジャーにも定期的に情報提供を行う。
- 一人暮らしの場合は本人の病状評価のために、介入している多職種に情報提供求める必要がる。
- 本人の意見を尊重しながらも、必要な支援を受けて入れていただけるように、ていねいな説明が必要である。

外来看護師（認知症疾患医療センター）
- この時点での介入はなかった。
- 訪問看護師に疾患からくる食事、排泄、保清など生活状態の様子を聞き、支援とアドバイスを行う。
- 忘れることや、できないことを代わりに実施するだけでなく、生活状態をヘルパーや訪問看護師と情報交換しながら、どのような手掛かりがあれば自分でできるかを考えて支援する必要がある。
- アドバイスした内容を訪問看護師やケアマネジャーに情報提供する。

保健師
- この時点での介入はなかった。
- いろいろなことができにくくなって混乱や不安があるため、本人なりに工夫していることやできていることを具体的に言葉で伝えることで安心感をもたらす。対処方法を一緒に考えるというプロセスが大切である。

> **家族介護経験者のコメント**　家族にとってはありがたいサポート体制ができていたので、金銭管理だけすればよい状況だと思います。

case 02：女性・50代／アルツハイマー型認知症（若年性）

サービス導入後

ケアマネジャー
- ケアマネジャーが決まった。すでに精神保健福祉士や地域包括支援センターにより調整されていたサポート体制を実行するのみであった。
- 支援者が多いために本人が混乱した場合、どのように対応すべきかを考える必要がある。

ヘルパー
- 受診同行のガイドヘルパーを継続。

訪問看護師
- 服薬管理は訪問看護師が実施。訪問時に服薬してもらいそれ以外の分を薬セットに収めた。
- 毎月、主治医に訪問の報告書を回して情報を共有した。
- 薬の変更や追加時の症状および服薬状況を確認し、確実に服用できるようアドバイスや工夫を考える。

認知症専門医
- 訪問看護師からの報告書により状況を把握した。
- この時期に今後どのような状況が起きれば施設入所を検討するかを、本人・家族・支援者で話う機会を持つことを提案してもよいと思われる。

> **家族介護経験者のコメント**　さまざまな支援者が介入することで本人が混乱しています。もし家族が同居していれば不安が和らぐようにかかわれますが、この場合は難しいでしょう。テレビ電話などを活用する方法もあるかもしれません。

不安増強時期

ケアマネジャー
- 娘からデイサービス利用の相談を受けて紹介するが、若年者に適したところがないと消極的であった。
- 年齢や意向に合ったデイサービスは少ないかもしれないが、今後の生活への影響を考えて本人とよく話し合うことが重要。主治医からの提案についてもきちんと話し合うべきである。

ヘルパー
- 週2回の買い物に同行するガイドヘルパーのサービスを追加。
- 娘からデイサービス利用の相談を受けて紹介するが、若年者に適したところがないと消極的であった。
- 今後の生活への影響も考え、本人やケアマネジャーと話し合うことが重要。主治医からのデイサービス提案についてもきちんと話し合うべきである。

リハビリテーション
- このケースでのかかわりはなかった。
- ○理学療法
- 入浴しない原因を考える必要がある。精神面もしくは動作能力（身体能力）の問題なのか。特に更衣動作はどうか、シャワーの使い方がわからないなど、入浴しない（できない）原因を評価する。
- アルツハイマー型認知症は進行性のため、昨日できていたことができなかったりすることもある。先を見越したサービスの提案も入れながらやっていくことも考えなければいけない。その際には当然、本人がどうしたいのかを前提にする必要があり、より早い段階から聞いておくべきである。

訪問看護師

- 服薬管理は訪問看護師が実施した。
- 入浴を拒否していたが、不衛生な状態ではないためそのまま様子を見た。
- 毎月、主治医に訪問の報告書を回して情報を共有した。
- 本人の意向を尊重しながら、ケアマネジャーやヘルパーなどと情報を共有し、よりよい支援を考えることが大切。
- なぜ入浴ができていないのか、本人の気持ちを聞けるチャンスがある。本人がどうしたいのかを加味しながら状況のアセスメントをする。入浴施設を備えた作業所もあるため勧めてみる。同時に入浴以外のアプローチも考える。

認知症専門医

- 入浴とリハビリのデイサービス利用を勧めたが、乗り気ではなかった。
- 半日でもデイサービスを利用して、症状が軽度のうちから入浴を勧めることがよいと娘に助言した。
- 先を見越したサポートを考えると、入浴がそのうち困難になる前にデイサービスで馴れておくことが重要である。
- 一方で、本人の意向をもう少し尊重できるようなかかわり方もあったかもしれない。

外来看護師（認知症疾患医療センター）

- この時点での介入はなかった。
- 訪問看護師と連携して生活支援などについて考えていくことができたかもしれない。
- 受診前に本人の困りごとや支援がほしい内容を傾聴し、情報共有と本人の意思を尊重した支援内容を検討する。
- 外来の受診前後に、生活上の困りごとやどのような支援があれば助かるかなどを尋ね、本人の不安な思いを表出できるかかわりが必要である。

保健師

- この時点での介入はなかった。
- 日常生活でセルフケアがどこまでできるのか、薬は飲めているかといったことだけにケアする側は注視しがちである。本人が不安に思っていたり願っていることを確認し、できる限り叶えられるようにインフォーマルなネットワークも視野に入れて検討すべきである。
- 90歳の父の具合が悪く「何かあった時に一人で行けない」と不安がっていた。何かあれば父の元に駆けつけたいという本人の願いに応えたい。
- デイサービスの導入に際しても、本人の希望や思いをプログラムやスタッフのかかわり方に反映させ工夫することで、利用できる場合もある（デイサービスのボランティアとしてなど）。

作業所への通所

ケアマネジャー

- 主治医と話をしてデイサービスを勧めた。
- 作業所など環境が変わったことによる疲労や不安感に対して精神的フォローが必要であった。
- 病状の進行に伴い作業所での作業が難しくなってきた際には、デイサービスなどのサービスに切り替えていくタイミングが重要である。しかし作業所のような自立支援サービスでの様子はケアマネジャーには報告が回ってこないため、制度上の問題から継続したサービスの提供チャンスを逃す可能性がある。

ヘルパー

- 週2回の買い物に同行するガイドヘルパーのサービスを継続。
- 作業所など環境が変わったことによる疲労や不安感に対して精神的フォローが必要であった。

リハビリテーション

- このケースでのかかわりはなかった。
- ○作業療法
- 疲労感があっても作業所に楽しさを見いだし適応していった理由として、どのような要素が本人に影響を与えていたのかをアセスメントする。新しい環境や回数の増加が疲労感につながることだけにとらわれず、その変化を乗り越えた能力を評価して他の生活課題に活用できるか検討すればよい。

case 02：女性・50代／アルツハイマー型認知症（若年性）

訪問看護師

- 服薬管理は訪問看護師が実施した。
- 入浴を拒否されたが、不衛生な状態ではないためそのまま様子を見た。
- デイサービスがうまく導入できなかったので、作業所に切り替え生活を整えていった。
- 毎月、主治医に訪問の報告書を回して情報を共有した。
- 作業所など環境が変わったことによる疲労や不安感に対して精神的フォローが必要であった。

認知症専門医

- ケアマネジャーと話をして、先を見越したケアの重要性を説明した。
- 作業所など環境が変わったことによる疲労や不安感に対して精神的フォローが必要であった。

外来看護師（認知症疾患医療センター）

- この時点での介入はなかった。
- 作業所など環境が変わったことによる疲労や不安感に対して精神的フォローが必要であった。
- 本人から作業所の様子や困りごとがないかを聞き、支援内容を検討する。ケアマネジャーに作業所への訪問を相談し、作業所スタッフからの様子を聞いて効果的な支援方法を助言してもらう。

保健師

- この時点での介入はなかった。
- もっと早い段階（「サービス導入後」「不安増強時期」）で本人の気持ちに寄り添っていれば、作業所やデイサービスの導入は可能だったのではないか。本人にはまだまだ発揮したい力があることを前提にかかわり、場の提供を考えることが大事である。

> **家族介護経験者のコメント**　若年なのでお年寄りばかりいるデイサービスに入るのには抵抗があるため、誘い方などを工夫すべきです。もともと仕事がしたかった人なので、少しでもお手つだいができるような環境をつくるべきでしょう。就労支援Ｂなどで入浴施設があればよいですが、仮にデイサービスを始めるとしても、最初から入浴を強く勧めないようにすべきです。

在宅独居生活

ケアマネジャー

- 粘り強く説明し、デイサービスにつなぐことができた。
- 本人の思いを十分に聴けたうえでのケアプランかどうかを考える必要がある。
- その人の思いを時間をかけてゆっくり聞ける立場は、ケアマネジャーが最も適任である。
- サービスを導入していく際に「いいですか」と尋ねると「自分でできるからそんなヘルパーは要らない」という人も中にはいる。しかし実際はできておらず「できるかどうか試しにやってみましょうか」「一回お試しでやってみましょう」「嫌だったらいつでも止められるから」と提案を試みながら関係性を築いていくこともできる。
- 早くから関係性を築ければ、病状が進行してもその人のことをよくわかっている立場からかかわってもらえるため、本人には安心である。
- 娘と本人の間に立つこともできる。

ヘルパー（ガイドヘルパー）

- 本人が「手荷物に勝手に触った」と言いトラブルになりかけた。
- 買い物のガイドヘルパーとして同行した。
- 本人のことを周囲が決めてしまうことに戸惑いもあるため、セルフケアレベルの介助にも自尊心を保てるようなかかわりが必要である。たとえば、同じものをたくさん購入してしまうような買い物に同行したり、調理したことを忘れてしまいがちな料理に付き添うなど、たとえ不十分であっても自分自身で行動できることをサポートする。

デイサービス

- 入浴のサービスのため開始した。

60　第2章　疾患別典型10事例 〜 時系列チャート

▫ 本人の思いなどを聴く体制をとり、ケアマネジャーなどと連携する。

リハビリテーション

■ このケースでのかかわりはなかった。

○理学療法

▫ 実際の作業や動作を確認し、できることとできないことを評価しかかわっていく必要がある。本当に必要なセルフケアの見極めが大切である。

▫ アルツハイマーは進行性のため、昨日できたことができなかったりすることもあるため、どうしても先を見越したサービスの提案も入れながらやっていくということも考えないといけない。その際、当然本人がどうしたいのかということを前提にする必要があり、もっと早い段階から聞いておく必要がある。

○作業療法

▫ 入浴の問題が先に挙げられているが、本人にとってそこに重要性がどれほどあるのかをきちんと把握したうえで勧める必要がある。まずは入浴より何か社会的な役割を持ちたかったのかもしれない。当初は仕事ができなくなったことにつらさを感じていたことを考えると、先に作業所に行けるようにできたのはよかったと言える。

▫ ヘルパーなどの観察をもとに、その人が何に価値を置いているのかを考えていくことで、本人の思いに沿ったサポート提供のヒントになる。

訪問看護師

■ 「生活はいろんなサポートで助かっているが、これでいいのか…」という発言があった。自分の意思表示はきちんとできるが、できないことが増えているなかで本人も納得しながらサービスを追加していくかに悩むことが多くなった。

▫ 本人の要望などを聞き、葛藤に寄り添いながら自分でできないことへのサポートについて情報提供する。

▫ 本人の気持ちを代弁する存在であることを意識してかかわる。

地域包括支援センター

■ この時点での介入はなかった。

▫ 最初から先を見越したケアをすることは重要であるが、本人からすると傷つくことでもあるので、あまり奨めすぎてもよくない。

▫ 先を見越したケアは、アプローチの仕方によっては「できない」ことを自覚させてしまう恐れもある。生活アセスメントをして、必要なサービスをタイムリーに使えるようにしておく。

▫ サポート体制の構築後は、積極的にケアマネジャーと連絡を取ることで後方支援での働きかけができる。

認知症専門医

■ 訪問看護師からの報告書で本人からの「生活はいろんなサポートで助かっているが、これでいいのか…」という発言があった。自分の意思表示はきちんとできるが、できないことが増えているなかで本人も納得しながらサービスをどのように追加していくかが難しい課題だった。

▫ 最初に作業所に通所していたのでデイサービスにもスムーズに移行できるのではないか。

外来看護師（認知症疾患医療センター）

■ この時点での介入はなかった。

▫ 本人から作業所での困りごとや生活上の困りごとがないかを傾聴する。

▫ 支援内容の評価をする。

▫ 診察場面でのやりとりや、主治医の治療方針を加味してケアマネジャーと情報交換し、今後のサービスの調整を考えていく。

保健師

■ この時点での介入はなかった。

▫ これまでの経過からBPSDの出現は、容易に理解できる。「サービスが増えていくことに対して、自分のことなんだけども、周りの人がどんどん決めていってしまうのが、でもそれで生活に困らないから、自分はいいかなと思って受け入れてるんやけども、本当にこれでいいのかな」という本人の言葉を重く受け止めるべきである。サービス導入とは本人の生活が困らないようにするためのものなのか、何のためのサービスなのだろうかが問われている。

> **家族介護経験者のコメント**　先を見越したサービスを考慮し、生活には困らないとはいえ本人には自分の意思がわからないので、やりたいことを一つだけでも聞いてみて、一緒にできるような機会やサービスを入れていくことが重要です。

case 03

性別：女性
年齢：70代
疾患：アルツハイマー型認知症

● **疾患について**

アルツハイマー型認知症は、進行性の脳疾患で、記憶や思考能力が徐々に障害され、最終的には日常生活の最も単純な作業を行う能力さえも失われることが多い病気である。高齢者における認知症の最も一般的な病気である。

● **事例の概要**

・初期のサポートが薄いために認知機能低下や易怒性などが加速してしまった。

・病識がなく独居を希望している本人に対し、遠方に住む家族には「本人の気持ちを尊重する」という希望があり在宅生活を続けていた。そのため生活上の危険が多かった。

・身体症状（肩の脱臼）が多く自己管理ができず、在宅生活の破たんが目に見えているが、家族は「本人の希望の尊重」を理由に話し合いに応じなかった。施設入所ができないため、介護老人保健施設のロングステイを使用して在宅生活を続けていた。

● **生活背景など**

専門学校を卒業して就職し、結婚後は主婦となる。娘が一人いるが遠方で暮らしており、12年前に夫が亡くなってから独居生活を送っている。既往歴は高血圧症、多発性腎膿瘍、多発性肝嚢胞、左上腕骨折近位部骨折。

● **チームで共有すべき大切なポイント**

・在宅独居生活の継続

・本人の希望の尊重とリスク回避とのバランス

・家族との意思疎通の困難

・認知機能の低下と本人の意思決定能力

・成年後見制度の利用

チームでのディスカッション

事例の特徴
・ケアマネジャーがかなり効果的に動いている。
・家族（娘）がほとんど介入しない。
・ショートステイやロングステイ（1〜3カ月）を繰り返し利用しながら、どうにか在宅ケアを継続中。
・右肩の脱臼が習慣的化している。
・グループホームへの入所を勧めるが拒否。単身生活が破たん寸前の状態。

議論のポイント
・独居の本人に病識がないうえ、家族の協力もほぼ得られない場合にサービスをどのように導入するか。
・初期のサポートが手薄かったことで、加速してしまった認知機能低下や易怒性などへの対応の難しさ。
・在宅独居の限界について。

焦点化された課題
・在宅で一人暮らしがどこまでできるか。

派生したテーマや課題
・ケアマネジャーの存在の大きさ。
・ケアマネジャーやサービスの介入が受け入れられない場合の、ケア側の考え方と対処方法。
・自宅生活にこだわって、利用する場所を頻繁に変えることがよいのか。
・自宅に専門職が入れない場合の方策。家族の期待よりも、まずは本人の意向を尊重。たとえば掃除をしてほしい家族がいても、本人が触れてほしくなければじっくりとかかわっていく。最初に自宅に入る場合の心がまえ。
・安全かリスクか、在宅ケアの責任の所在は？
・在宅を希望する人の類型について。たとえばとにかく家がよい人や、何かの理由で踏み切れない人など。
・サービス態勢は充実している場合に、認知機能が低下していく本人の意思決定をどれくらい取り入れることができるか。
・家族の支援がほぼない場合のサポートチームの対応。
・成年後見制度の使い方。

case 03：女性・70代／アルツハイマー型認知症　63

case 03 | 女性・70代／アルツハイマー型認知症

発　症 ▶	診　断 ▶	サービス導入後 ▶	認知機能の低下 ▶
		発症後1年	発症後2年

発症

● 本人
- 電話で何度も同じ話を繰り返す、約束を忘れる、服薬管理の不備といった物忘れや、部屋の片づけができないなどの問題が目立つようになった。
- 浴室で転倒し、左上腕骨骨折で市内の総合病院に入院し手術施行した。入院中に部屋の間違いなどがみられ、せん妄による一時的な認知機能低下と考えられた。

● 家族（娘）
- 本人の様子（せん妄とみられる）に危機感を抱き、認知症疾患医療センターに予約を入れた。そうしなかった場合、受診困難の事例になる可能性が高かった。

診断

● 本人
- 認知症疾患医療センターで鑑別診断。MRI検査：側頭葉内側、頭頂葉の萎縮、脳SPECT検査：側頭葉内側、頭頂葉の血流低下、認知機能検査（MMSE）：29点/30点（計算のみ失点）
- ごく軽度の近時記憶障害と遂行機能障害があった。
- ごく初期のアルツハイマー型認知症と診断される。
- 薬剤はリスペリドン0.5錠（夕）、ドネペジル5mg1錠（朝）を服用。

● 家族（娘）
- 入院時よりも本人の症状が軽くなっていたので、さほど危機感を抱かずにいた。
- 入院時のみ悪く、現在は大丈夫と考えていた。

サービス導入後

● 本人
- 病識がなく服薬管理が困難で血圧も安定しなかった。
- ゴミ出しで近隣とトラブル。次第にゴミ屋敷状態に。
- ケアマネジャーが介護保険サービスの契約のみ済ませた（いつでも使えるように）。
- 短期入院を検討していたところ、渋々ながら訪問看護を導入できるようになった。
- 定期的なサービス利用もなく1年以上経過。ゴミ出し日（週に1回）のみヘルパーを利用するようケアマネジャーが1年がかりで説得。
- 娘に頻繁に電話した。出られないと怒った。

● 家族（娘）
- カレンダーに1カ月分の薬を貼っていった。

認知機能の低下

● 本人
- 認知機能検査（MMSE）が29点から22点に減少、時間の見当識障害がみられた。
- 血圧が急に高くなることがあった。

医療とサービス

入院	鑑別診断／薬物治療	薬物治療／訪問介護（ごみの日のみ）／訪問看護	薬物治療／訪問看護／訪問介護（ごみの日のみ）

かかわる職種

発症	診断	サービス導入後	認知機能の低下
ケアマネジャー	ケアマネジャー	ケアマネジャー	ケアマネジャー
ヘルパー		ヘルパー	ヘルパー
デイサービスほか			
訪問看護師		訪問看護師	訪問看護師
かかりつけ医	かかりつけ医	かかりつけ医	
リハビリテーション			
地域包括支援センター	地域包括支援センター	地域包括支援センター	
施設スタッフ			
認知症専門医	認知症専門医	認知症専門医	認知症専門医
精神保健福祉士（認知症疾患医療センター）	精神保健福祉士（認知症疾患医療センター）		
外来看護師（認知症疾患医療センター）	外来看護師（認知症疾患医療センター）	外来看護師（認知症疾患医療センター）	
一般病院			
入院スタッフ（認知症治療病棟）			
保健師		保健師	

p.66 ▶	p.66 ▶	p.67 ▶	p.68 ▶

第2章　疾患別典型10事例 〜 時系列チャート

脱臼を繰り返して入院 ▶	退院後 ▶	自宅と施設の併用

発症後3年

● 本人
- 自宅で転倒し、右肩関節を脱臼。骨折があり固定したことを忘れ上肢を挙上。1日に3度脱臼を繰り返したため、認知症治療病棟に医療保護入院となった。
- 入院当日は抵抗や興奮が大きく入院させた娘を責めた。
- 単身で在宅生活が可能か評価するため試験外泊を実施し、退院した。

● 家族（娘）
- 医療保護での入院に同意。入院日に本人から暴力を受け「あなたが連れてきたんでしょう！」と責め立てられた。
- 退院時の面談で、娘が入所や毎日のデイサービス利用を強く拒否した（本人への罪悪感から？）。

● 本人
- 毎日夕方に娘へ電話することでかろうじて服薬が可能だった。
- 右肩を脱臼し、本人自ら救急車を呼び受診。緊急的にショートステイを利用した。

● 家族（娘）
- 本人と毎日電話で話をした。
- 娘は自宅での生活が困難なことを認識し、介護老人保健施設への入所手配をしていた。
- 娘が帰郷する可能性や、ショートステイを利用すれば在宅生活ができることも考え、結局は娘の住む地域での施設入所は見送った。

● 本人
- ロングステイ後はいつも混乱がみられ、徐々にADLレベルが下がり頭髪も洗えず不衛生だった。
- 安全のためガスストーブを電気ストーブに変更した。
- ショートステイに入る際に娘の姿を見ると興奮した。（疎遠な関係で、財産管理や入院をめぐる不満があったと考えられる）。

● 家族（娘）
- 在宅生活は限界に達していたがケアマネジャーとの話し合いに応じなかった。在宅生活の継続理由は「母がそれを望んでいるのでかわいそうだから」。
- 民生委員のかかわりには納得している。

医療とサービス

薬物治療／入院／訪問看護（週1回）／訪問介護（週1回）／自宅へ試験外泊・退院	訪問介護を週に1回利用、ヘルパーは1日に1回／薬物治療／緊急ショートステイ／要介護度2（娘がサービスの追加を拒否）	3カ月のロングステイとショートステイ（1カ月に2週間）を繰り返し、週1回の訪問看護と1日1回のヘルパー利用で在宅を支えていた／宅配弁当の配達

かかわる職種

ケアマネジャー		ケアマネジャー
	ヘルパー	ヘルパー
		デイサービスほか
	訪問看護師	訪問看護師
リハビリテーション		
		地域包括支援センター
		施設スタッフ
認知症専門医		認知症専門医
精神保健福祉士（認知症疾患医療センター）		精神保健福祉士（認知症疾患医療センター）
外来看護師（認知症疾患医療センター）	外来看護師（認知症疾患医療センター）	外来看護師（認知症疾患医療センター）
一般病院		
入院スタッフ（認知症治療病棟）		

p.69 ▶   p.70 ▶   p.70 ▶

case 03：女性・70代／アルツハイマー型認知症　65

発　症

一般病院

- 左上腕骨骨折で入院（市内の総合病院）し、手術を施行した。
- 入院中に部屋の間違いなどがみられた。
- おそらくせん妄を起こしていたと思われる。高齢者へのせん妄のリスクを考えて対応すべきであった。
- 入院中の生活から認知症を疑い、家族に伝える必要がある。また専門医に紹介すべきであった。

> **家族介護経験者のコメント**　遠方の家族と本人の関係性はどうだったのでしょうか。まず現状をちゃんと知ろうという姿勢が大事です。本人にとってよいかどうかは家族は自分だけの推測で決めないほうがいいでしょう。

診　断

ケアマネジャー

- 診断後にかかわりを持ち始めたが、なかなか家に入れてもらえず「何しに来たの？」という質問への応答を毎日繰り返しながら馴染みの関係をつくった。
- 自宅を訪問する際、その理由を「役所からこの地区の一人住まいの方を担当するよう言われたんです」と毎回伝えた。
- 地域包括支援センターへ早めに相談しておくべきである。
- 「あなたの味方だ」と根気よく伝え、とにかく安心してもらえる関係づくりが大切である。

かかりつけ医

- 専門医からの診療情報より、フォローする予定であった。
- 入院中の生活から認知症を疑い家族に伝えることができればよかった。

地域包括支援センター

- 専門医からの診療情報をもとにフォローする予定であった。
- ケアマネジャーのスキルが高く、根気強く訪問していたことがよかったが、地域包括支援センターも一緒に動くことで負担の軽減を図ることができたかもしれない。
- ケアマネジャーにとって、請求ができない訪問でもそれを継続することで後のサービスにつなげることができる。しかしその見通しがきかない場合は非常に苦しいかかわりとなる。それをサポートする意味でも地域包括支援センターのスタッフが共に動くことが理想的である。

認知症専門医

- 総合病院より紹介を受けた。
- MRI検査：側頭葉内側、頭頂葉の萎縮、脳SPECT検査：側頭葉内側、頭頂葉の血流低下、認知機能検査（MMSE）：29点（計算のみ失点）
- ごく軽度の近時記憶障害と遂行機能障害があった。
- ごく初期のアルツハイマー型認知症と診断。
- 薬剤はリスペリドン（易怒性に対して）0.5mg（夕）、ドネペジル5mg1錠（朝）を処方した。
- 本人に病識が乏しい場合でも、治療の必要性を根気よく説明する必要がある。

精神保健福祉士（認知症疾患医療センター）

- 総合病院より相談を受けて、診察の手続きをとった。
- ケアマネジャーと連絡を取り合い、必要な在宅サポート体制を構築していった。
- ケアマネジャーにつなぐ前に、家族の状況や現在生じている問題、医療機関側が望んでいる在宅での支援について伝えられるようにしておくとよい。

66　第2章　疾患別典型10事例 ～ 時系列チャート

外来看護師（認知症疾患医療センター）

- この時点での介入はなかった。
- 鑑別診断のための検査に同伴し、受診までの経過や家族の置かれた状況や気持ちなどを、診察時に医師へ伝える。
- 診断後、家族に対して心理的支援を行い、本人が単身で在宅生活を送ることのリスクを伝える。精神保健福祉士と連携を図りながら、ケアマネジャーの選定と早急に介護サービスを導入して薬剤管理が行われる必要性を説明する。
- ケアマネジャーにつなぐ前に、家族の状況や現在生じている問題、医療機関側が望んでいる在宅での支援について伝えられるようにしておくとよい。

> **家族介護経験者のコメント**　危機感を抱いていない家族は、まず現実を受け入れることが重要です。つらいことですが、この診断をきっかけに、人生を楽しく生きるにはどうしたらよいかを考えるきっかけになればよいでしょう。病状は泣いても笑っても進行していくものですから、当初から病気の特徴を踏まえどう生きていくかを本人と考え、実行していくほうがよいでしょう。告知をきっかけに家族と本人とでこれからのことを考える時間を意図的につくるべきです。

サービス導入後

ケアマネジャー

- 何度も訪問することで、なんとか顔と名前だけは憶えてもらえるようになった。
- 月に1回訪問し、サービスがすぐに使えるように介護保険サービスの契約だけ済ませた。
- 訪問看護などの介護サービス導入を促すが、病識が全くないため受け入れができない状態だった。
- ケアマネジャーが1年がかりで説得し、ゴミ出し日のみヘルパーを導入した。
- 自宅内の入れてもらえる範囲は片付けたが、食卓や居室は、物を探すために引き出しを全部開け中の物をすべて出しており、整理ができない状態になっていた。
- 訪問看護を導入した。
- 遠方に住む娘に適宜連絡を入れた。サービスの導入で嫌なことがあると頼ってくるが、病状説明などは聞こうとしなかった。
- 娘とはなかなか連絡とれず、メールでやり取りした。
- 娘が遠方の自宅に帰れるよう、代わりにしてほしいことや手続きなどの依頼を受けた。
- 本人からの頻繁に電話があり困っていると娘が相談してきたタイミングで、サービスを利用するように持ちかけた。その後、本人の承諾を得た。
- プライドの高い本人の気持ちを理解することに努め、それを言葉にして伝えていくことが重要である。他者に認められていると感じることで安心感も生まれてくる。
- 本人の思い出や生活の背景を聞き出せるように言葉をかけながら、情報をできるだけ集めるようにする。
- 生活歴などをじっくりと聞き、それらを重ね合わせることで「だから、こうなんですね」と解釈していく。

ヘルパー

- ゴミ出し日のみサポートした。
- 服薬チェックまではできていなかった。
- 事前にどんな利用者かを聴き取り、まず何をするかを確認する。しかし決まっていないことも多いため、ケアマネジャーと訪問して信頼関係を築いたうえで介助していくことが重要である。
- 単に掃除をするだけのことがプランに挙げられていたとしても、さっさと済ましてはいけない。本人と話をしながら、「ちょっとこの辺の整理を一緒にしましょか」というようにかかわっていくことが重要。

訪問看護師

- 服薬管理のため2週間に1回訪問し、薬のチェックを行った。
- MMSEの点数は高いがそこには表れない生活上の困りごとがあるはずなので、看護の視点で観察して些細なことでも医師へ報告する。また、ケアマネジャーや多職種と連携することが大切。
- ケアプランは服薬管理だけであるが、体調管理など身体観察ができるチャンスがある。普段の日常生活が把握しにくい事例なので、身体・症状アセスメントをし、異常の早期発見に努める必要がある。

case 03：女性・70代／アルツハイマー型認知症　**67**

かかりつけ医

- 全く受診に来なかった。
- 受診に来なかったことをケアマネジャーや家族に知らせるべきである。

地域包括支援センター

- この時点での介入はなかった。
- ケアマネジャー以外にもサービス提供者がかかわり始めたことで、ケア会議を開催して役割を明確化し、それぞれのサービス提供における課題や悩みを共有できればよい。このケースではケアマネジャーに負担がかかりすぎている。

認知症専門医

- ケアマネジャーにサービス体制構築のための助言を実施した。
- 認知機能検査（MMSE）29点でも服薬管理がかなり困難となるため、この時期に訪問看護の導入ができてよかった。

外来看護師（認知症疾患医療センター）

- この時点での介入はなかった。
- 本人から単身生活での困りごとをしっかりと聴き取る。
- 家族に対し現在の様子や今後予測される症状などを説明する必要がある。今後のサポートをケアマネジャーがマネジメントしやすいように、まずは双方がよい関係を築くことが先決である。
- ケアマネジャーと連携を図り、生活や家族の支援について状況確認しながら、ヘルパーや訪問看護、デイサービスなど必要なサービスを本人と家族に助言する必要がある。

保健師

- この時点での介入はなかった。
- 支援のためには、サービスを拒否する本人の心理を理解よく把握する必要がある。現在の生活をどうにかして保持したい心理と、老いてさまざまな手助けが必要となる自分に折り合いをつけることの苦しさに、共感的理解を示すことである。このような理解に基づいた態度やかかわりが、本人のこころを開き、関係者やサービスを受け入れるという態度の変容を促すという認識を持つ必要がある。
- 独居の本人と遠方に住む家族のケースで生じがちな反応である。家族にはそれぞれの歴史があることを踏まえ、本人の最期をどのように迎えたいかをともに考えるスタンスが必要である。家族自身もこれまでの生活との折り合いがつけられず、困惑していることを知らねばならない。

> **家族介護経験者のコメント**　本人の意思がわかるうちに家族と本人が話せるようになることが大事です。一方、本人にとってはケアマネジャーなどの専門職がかかわってくれているため、よいチームができたと思います。

認知機能の低下

ケアマネジャー

- 訪問看護と連携し、体調に合わせて調整した。

ヘルパー

- ゴミ出し日のみサポートした。
- 服薬チェックまではできていなかった。
- 事前にどんな利用者かを聴き取り、まず何をするかを確認する。しかし決まっていないことも多いため、ケアマネジャーと訪問して信頼関係を築いたうえで介助していくことが重要である。
- 単に掃除をするだけのことがプランに挙げられていたとしても、さっさと済ましてはいけない。本人と話をしながら、「ちょっとこの辺の整理を一緒にしましょうか」といったようにかかわっていくことが重要。

訪問看護師

- 血圧が急に上昇する時があり、本人への説明後にケアマネジャーへ情報提供し、訪問看護の回数増加の調整を依頼した。

- 薬の変更などで作用・副作用を観察し、医師と連携していく点でも訪問看護師の介入には意味があるので、回数を増やしたことは本人も納得できることだと考えられる。信頼関係がより強くなれば今後の生活支援にも役立つであろう。
- 訪問看護の利用が追加になったことを利用して身体アセスメントを行い、異常の早期発見や生活支援のアドバイスを行う。
- 訪問看護で信頼関係を構築することで他者の介入に慣れたあと、他のサービスにつなぐことができる。

認知症専門医
- この時点での介入はなかった。
- 本人から単身生活での困りごとをしっかりと聴き取る。
- 家族に対し現在の様子や今後予測される症状などを説明する必要がある。今後のサポートをケアマネジャーがマネジメントしやすいように、まずは双方がよい関係を築くことが先決である。

家族介護経験者のコメント　薬剤が増えたので、しっかり効果があるのか、悪いことがないかを見ていきましょう。薬剤は本人にとってメリットがある範囲でのみ使うようにしなければいけません。

脱臼を繰り返して入院

ケアマネジャー
- 入院中から、精神保健福祉士と退院後のサポート体制について連絡を行った。
- 退院時の面談で、娘が入所や毎日のデイサービス利用を強く拒否したため、在宅でのケア体制をとった。
- 退院時カンファレンスに参加し、専門職から助言を受けた。
- もう少し、娘と面談する時間が必要である。
- 自宅での転倒が繰り返されるリスクについて娘が理解できるよう、専門職との連携を図っていくことが大切。
- 娘の精神的なフォローが必要。介護負担を軽減するため専門職との連携を行う。

リハビリテーション
- この時点での介入はなかった。
- ○作業療法
- 脱臼を繰り返すことが課題。原因となる上肢の挙上を必要とする理由を確認するための、活動・環境評価が必要かもしれない。特に単身での在宅復帰を想定した評価を行いリスクの軽減を図る。

認知症専門医
- 整形外科より紹介があり、認知症治療病棟への入院手続きをとった。
- 退院時カンファレンスをに参加し、退院後のサポート体制の助言をした。
- 入院中に単身生活が継続可能かの評価を行う。

精神保健福祉士（認知症疾患医療センター）
- 整形外科より紹介があり、認知症治療病棟への入院手続きをとった。
- 退院時の面談で、娘が入所や毎日のデイサービス利用を強く拒否したため、関係者と連携して在宅でのケア体制をとった。
- 退院時カンファレンスに参加してケアマネジャーと連携した。
- 支援者側がベストと考える選択を、本人や家族がよしとするとは限らない。意見が対立した時こそ精神保健福祉士がその気持ちをいったん受け止め、本人と家族の側から支援を考える必要がある。

外来看護師（認知症疾患医療センター）
- 入院までの経過と病識の欠如、家族状況などをデーターベースを利用して情報提供した。
- 脱臼整復後は疼痛が軽減し、興奮すれば脱臼の存在を忘れてバストバンドや三角巾を除去する可能性があるので、根気よくバストバンドの必要性を伝えるように情報提供した。
- 退院前カンファレンスに参加し、退院後の看護サービスを調整する必要性を提示する。

case 03：女性・70代／アルツハイマー型認知症

一般病院

- 近所の整形外科にて同じ日の夜間に3回脱臼した。安静固定を指示しても興奮に至るため認知症治療病棟に入院依頼した。

入院スタッフ（認知症治療病棟）

- 入院当日は抵抗と興奮が大きく、脱臼したことを忘れてバンドや三角巾を外し、脱臼を起こしたため整復した。翌日には興奮が落ち着くが、脱臼の可能性があり観察が必要な状態であった。
- 入院スタッフ、精神保健福祉士、ケアマネジャーはこれを機に特養への入所や、グループホームもしくはサービス付き高齢者向け住宅の利用を勧めたが、娘が拒否した。
- 単身で在宅生活が可能かどうかを評価するために、試験外泊を実施した。
- 退院時のカンファレンスをケアマネジャーと娘も交えてチームで行った。
- 本人は「脱臼していなければ、入院する必要がない」と話していた。独居にも慣れており、なんでも一人でできるというプライドを感じさせる人であった。
- スタッフの援助に対する拒否はなかった。

家族介護経験者のコメント　娘は18歳からずっと家を出ているので、今さら母親の生活に責任を持つことを強要するのは難しいでしょう。本人にしても娘に対する昔の記憶をもとに非難していることも考えられます。このケースではサポート体制が整っているため、本人の生活を安定させることを最優先に考えるなら後見人を付けてもいいかもしれません。娘は都合のよいときだけでも出てくることができるようにすればいいでしょう。電話やメールを介したかかわりしかできないことが本人によい影響を与えない場合も多くあります。実際のサポートは専門職に任せることも必要です。

退院後

ヘルパー

- 1日1回の提供を開始した。

訪問看護師

- 週に1回の訪問を開始した。
- 本人の不安や混乱を受け止め、日常生活がうまくできるようにサポートする。

外来看護師（認知症疾患医療センター）

- この時点での介入はなかった。
- 受診時に本人から単身生活の状況や困りごとをしっかりと聴き取る。
- ケアマネジャーともに生活状況の情報を得ながら、支援体制の見直しを検討する。

家族介護経験者のコメント　ようやく娘が危機感を持つようになりました。ここまで、専門職が大変熱心に取り組んできたと思います。家族支援は本当に難しいですが、娘が少し歩み寄ってくれたため本人にもよかったので、このチームの動きは素晴らしいと思います。

自宅と施設の併用

ケアマネジャー

- 本人がロング／ショートステイの利用後に混乱を起こす可能性があるため在宅での生活は限界に来ており、ケアマネジャーがこれ以上は責任が持てないと伝えるが、娘は連絡を避けて話し合いに応じなかった。
- 夜間にイライラすることが目立ち在宅での生活に限界があるため、主治医と相談して本人に施設入所を提案した。
- 火事の心配からストーブをガスから電気に替えるようにした。娘に在宅生活のリスクを説明を行うが、施設入所は拒否していた。

- 娘には「安全をとるかリスクをとるか」という説明を文書で渡すようにしている。
- リスクを最小限にするため、近所の人に少し様子を見てもらったり地域包括支援センターにも相談し、民生委員とともに訪問した。何かあれば民生委員から声掛けすることを娘に承諾してもらった。
- 本人の希望や、自身の生活にどこで折り合いをつけていくのかも考えなければならないが、認知機能が低下した中では難しい。
- 成年後見制度をどのタイミングで導入するかという課題もある。
- ケアマネジャーの負担を軽減できる相談場所を確立する。

ヘルパー
- 自宅にいる際は、1日1回の訪問を継続していた。
- 1週間以上も洗髪しておらず、自力では入浴が困難な状態のためサポートを行った。

デイサービスほか
- 3カ月のロングステイと2週間のショートステイを繰り返し併用。本人も受け入れていた。

訪問看護師
- 自宅にいる際は週に1回の訪問を継続していた。
- 感染のリスクと皮膚状態の観察について説明しながら、訪問看護師が入浴介助をする。
- 爪の手入れに加え足浴なども導入しながら、自宅でも他者の手を借りることに慣れていくようにする。

地域包括支援センター
- 単身での在宅であることについて相談を受け、民生委員とともに訪問した。
- 本人が地域で送っている生活を理解するのはサービス事業所だけでは難しい。専門職では知りえない情報や気持ちを地域住民から得られる場合があるので、民生委員と連携しながら近隣の聞き取りを行う。
- 日ごろから民生委員や近隣住民と連携ができれば、地域で緩やかな見守りを担ってもらえる。

施設スタッフ
- 3カ月のロングステイと2週間のショートステイを繰り返し併用。本人も受け入れていた。
- お風呂にうまく入れることができない。
- ロングステイでのかかわり方や、これまでの本人の経過をもとにした工夫をケアマネジャーなどから助言を受けるとよい。
- ロングステイもショートステイに入れている場合、在宅生活に帰ることが本人のためになるかどうかをケアマネジャーと相談して方向性を考えるようにすべき。
- 事例検討会などを利用する。
- 洗髪は美容院などを利用して行うこともできる。

認知症専門医
- 認知機能低下のため夜間のイライラが目立つことがあり、在宅での生活は限界として施設入所が理想的と判断。ケアマネジャーともコンセンサスを図った。
- 生活上の問題を多職種から情報提供してもらい、ケアマネジャーとともに家族へ現状を説明する。

精神保健福祉士（認知症疾患医療センター）
- この時点での介入はなかった。
- ケアマネジャーからの連絡を避ける娘に対して、誰かが違う立ち位置でかかわりを持つことができればよかった。

外来看護師（認知症疾患医療センター）
- この時点での介入はなかった。
- 受診時に本人から単身生活状況や困りごとをしっかりと聴き取る。
- 生活状況についてケアマネジャーと情報を共有しながら、支援体制の見直しを検討する。

家族介護経験者のコメント　娘がようやく本人の状況を理解しロングステイの利用を決心してよかったです。この場合は脱臼など安全面のリスクがあるので、経済的にも、本人の健康管理の面でも施設利用のほうがよいと思います。

case 03：女性・70代／アルツハイマー型認知症　71

case 04

性別：女性
年齢：80代
疾患：アルツハイマー型認知症

● 疾患について

アルツハイマー型認知症は、進行性の脳疾患で、記憶や思考能力が徐々に障害され、最終的には日常生活の最も単純な作業を行う能力さえも失われることが多い病気である。高齢者における認知症の最も一般的な病気である（case 03 と同じ疾患だが、ケースによって介入が違うことがよくわかる事例である）。

● 事例の概要

・症状マネジメントが家族介護者のみでは難しく、認知症治療病棟への入院から始まった。
・入院中にサポート体制をつくり、在宅へのスムーズな移行ができた。
・かかりつけ医と専門医の連携により、アルツハイマー型認知症の症状マネジメントが円滑に行われ、適切なサービス導入ができていた。
・進行していく症状に対して先回りしたサービス利用ができた。
・終末期への移行に向けて必要なサポートを導入でき、在宅での看取りを目指している。

● 生活背景など

自営業を営んでいる。夫はすでになくなっており娘と同居。右大腿骨頚部骨折で手術をし、かかりつけ医からアルツハイマー治療薬のドネペジル、アレルギー薬のエピナスチンを処方されている。また骨粗相症のため整形外科にてアレンドロン酸ナトリウム、痛み止めのロキソプロフェン、胃薬のアルジオキサ、慢性痛にエペリゾンを処方されている。

● チームで共有すべき大切なポイント

・本来の初期集中支援チームの適応
・初期の生活支援や症状マネジメントの必要性
・初期のサポート体制のための地域包括支援センター、地域の保健師の役割
・認知症治療病棟の役割
・アルツハイマー型認知症者の在宅ケアの経過
・先回りのサポート体制の構築

チームでのディスカッション

事例の特徴
・初期の不十分な症状マネジメント。
・認知症治療病棟入院中の在宅ケアサポート体制の立て直し。
・かかりつけ医と専門医のよい連携。
・進行に伴い先回りしたサポート。
・在宅での看取りに必要なサポート。

議論のポイント
・かかりつけ医と専門医の連携ができている理由。
・先回りしたサービスの導入に必要な連携とは？
・終末期への移行に伴いどのようなサポートが必要となってくるか。

焦点化された課題
・かかりつけ医と専門医の役割分担ができている中で、長い在宅生活の後にターミナルへ移行する過程。
・介護保険の申請が遅れた理由。
・地域包括支援センターが本来の初期集中支援のケースにかかわることがあまりなく、特殊ケースのみになっている。
・終末期の連携。

派生したテーマや課題
・入院からサポートが始まることを避けるために、初期集中支援チームが入るべき事例。
・発症から BPSD が激しくなるまで、自宅で何のサポートもなく過ごしている人に対して、早期にアプローチするケアの必要性。セルフケアがなんとかできていることがサポートに入りにくくしている。
・初期集中支援チームという形をとらなくても、初期集中支援の概念を周知してかかわっていく必要性。
・地域包括支援センターはノーマルな初期集中支援での生活サポートを実施していない。対応しきれていないことやスタッフの力量差が原因。診断に沿って認知症を理解できるスタッフは少ない。
・地域包括支援センターの知名度が低い。
・地域の保健師を活用する方法。
・リハビリをどの段階で導入すればよいのか。退院時のアセスメント（試験外泊の分析）、在宅ケアでの専門職の役割
・内科的な疾患がなければ認知症の予後予測が概ねできるようになっている。
・家で看取ることが本当に重要なのか。これまでの関係性を踏まえ、家族と本人が納得できる形でどのようなチーム連携ができたのかを考える。

case 04：女性・80代／アルツハイマー型認知症　73

case 04 | 女性・80代／アルツハイマー型認知症

発　症 ▶	診　断 ▶	在宅にて経過 ▶
H14年	発症後3年	

発症（H14年）

●本人

- 兄弟の死去をきっかけに、物忘れが出現。症状がひどくなり、かかってきた電話の内容を伝えることができず、自分なりにメモを取り、大事だと判断した時には携帯電話で家族に連絡した。
- 長年営んできた商売の帳簿が書けなくなってきた。
- 不安なことがあると娘の携帯電話へ頻繁に連絡をしてきた（特に夕方）。
- 「何もする気がしないと」よく話した。
- 入浴も面倒になり、洗髪は一人でしなくなった。

●家族（娘）

- 本人とはあまりよい関係ではない（本人も娘も不満あり）

診断（発症後3年）

●本人

- 喜怒哀楽が激しくなってきた。寂しさから犬を飼いはじめた。犬の名前はすぐに覚えた。
- かかりつけ医から市内の総合病院を紹介され、年末にアルツハイマー型認知症と診断された。1年の間に少しずつ日常生活ができなくなっていった。

●家族（娘）

- 本人の物忘れがひどくなり、生活上さまざまな問題が生じ始めたので仕事を退職した。

在宅にて経過

●本人

- 徐々に電話のかけ方が解らなくなり、風呂やトイレから何回も呼ぶようになり、家の中でも娘の傍にべったりと付いている状態で、失禁がみられるようになった。
- 昔のことも不確かになり、家族の関係が解らなくなってきた。家の近所を一人で出かけるが道は覚えていた。テレビに出ている人を知人のように話した。
- 気に入らないと娘に怒りの矛先を向け暴力を振るった。
- 睡眠と食事以外の生活のすべてに助言が必要になった。
- 認知機能検査（MMSE）：7/30（重度）。本人の訴え：「頭がぼーっとする」「目が見えにくい」「目がコロコロする」「何がなんだか解らなくなってきた」「頭が悪くなってきた」
- 初診でも落ち着かず、医療保護入院となった。

●家族（娘）

- 自分にのみ暴言・暴力があり負担が徐々に増していった。
- 病気の進行具合と暴力・暴言時の対処法が知りたかったため、かかりつけ医に相談し、認知症疾患医療センターを紹介してもらった。
- 初診の帰宅後はイライラ感が強く、娘に対し攻撃的になることがあった。暴言・暴力が収まらず入院治療も必要であり、認知症治療病棟への医療保護入院に同意し、手続きを行った。

医療とサービス

鑑別診断	かかりつけ医でフォロー／専門医の診察

かかわる職種

発症	診断	在宅にて経過
ケアマネジャー		
ヘルパー		
デイサービス／ショートステイ		
訪問看護師	訪問看護師	
リハビリテーション		
かかりつけ医	かかりつけ医	かかりつけ医
地域包括支援センター		
一般病院（外来）	一般病院（外来）	
保健師	保健師	
認知症専門医		認知症専門医
精神保健福祉士（認知症疾患医療センター）		精神保健福祉士（認知症疾患医療センター）
外来看護師（認知症疾患医療センター）		外来看護師（認知症疾患医療センター）
入院スタッフ（認知症治療病棟）		
p.76 ▶	p.76 ▶	p.77 ▶

入院 ▶	退院後在宅サービスへ移行 ▶	在宅ケア（進行期） ▶	在宅ケア〜終末期へ
発症後4年	発症後6年	発症後10年	発症後12年

入院（発症後4年）

● 本人
- 入院加療で服薬治療を受けた。
- 徐々にスタッフに協力的となり、表情もよく食欲があり帰宅要求も減少した。
- 入院前の症状は1カ月程度で軽減し、2カ月で週末の試験外泊が可能になった。
- 入院して動作が早くなり、20〜30分かけていたことが2〜3分で可能になった。
- ケアによって失禁はなくなっていた。

● 家族（娘）
- 介護保険体制が整えばなんとか自宅で介護したいという希望があった。
- 病院の精神保健福祉士にケアマネジャーの紹介を依頼。退院後はデイサービス・ショートステイの利用手続きをとった。

退院後在宅サービスへ移行（発症後6年）

● 本人
- 会話はオウム返しで成立しない、セルフケアレベルが低下し洋服の着脱などは全介助が必要、排泄はタイミングが合えば介助することで可能であった。
- MRI所見は入院した際より側頭葉と前頭葉の萎縮が進行しており、両側大脳白質に虚血性変化が認められた。

● 家族（娘）
- ケアマネジャーなどと相談して退院後のフォロー体制を整えた。
- ショートステイ利用時はスタッフに引き離してもらい、ようやく帰ることができた。

在宅ケア（進行期）（発症後10年）

● 本人
- すべての動作に介助が必要な状態となり、食事も介助が必要で会話はほとんど成立しなかった。
- 排便コントロールは訪問看護で実施した。
- 感情が乏しくなり、時折り過度にゲラゲラと笑った。
- 処方薬：ドネペジル、酸化マグネシウム、ブロチゾラム、ツムラ麦門冬湯エキス（咳の薬）

● 家族（娘）
- 進行期のため今後は嚥下に強く問題が出てくる可能性が大きいため、今から方向性を考えておくようにと専門医から説明を受けた。

在宅ケア〜終末期へ（発症後12年）

● 本人
- ミオクローヌスが増え、左側身体の傾き、左足の揺れ、左腕と目の周りのぴくつき、水分摂取時のむせ、日中の居眠りが多くみられた。
- 多幸感、無関心、異常行動、夜間行動がみられ、口腔内に食物を溜め込み嚥下困難となった。また不随運動、排便前後での意識消失、血圧変動があった。
- 尿路感染を繰り返した。

● 家族（娘）
- 訪問リハビリを導入し、「目からうろこです」と驚いた。言語聴覚士と理学療法士の介入で、ポジショニングの効果がわかり、食事量の増加を喜んでいた。
- 自己流の介護に理論づけがなされて、モチベーションが上がった。

医療とサービス

専門病院に入院／薬物治療／ケアマネジャーの紹介・デイサービス・ショートステイの利用申請／自宅へ試験外泊	要介護4／薬物治療／ショートステイ（週に3泊4日）／デイサービス（週3日）	要介護4／薬物治療／ショートステイ（週に3泊4日）／デイサービス（週3日）	要介護5／薬物治療／訪問看護／デイサービス（月10回）／ショートステイ（月12回）／訪問リハビリテーション（週1回）／訪問介護（週1回）

かかわる職種

ケアマネジャー	ケアマネジャー	ケアマネジャー	ケアマネジャー
			ヘルパー
	デイサービス／ショートステイ		デイサービス／ショートステイ
	訪問看護師	訪問看護師	訪問看護師
	リハビリテーション		リハビリテーション
	かかりつけ医	かかりつけ医	かかりつけ医

認知症専門医	認知症専門医	認知症専門医	認知症専門医
精神保健福祉士（認知症疾患医療センター）	精神保健福祉士（認知症疾患医療センター）	精神保健福祉士（認知症疾患医療センター）	
外来看護師（認知症疾患医療センター）	外来看護師（認知症疾患医療センター）	外来看護師（認知症疾患医療センター）	外来看護師（認知症疾患医療センター）
入院スタッフ（認知症治療病棟）			

| p.78 ▶ | p.78 ▶ | p.80 ▶ | p.80 ▶ |

case 04：女性・80代／アルツハイマー型認知症

発　症

かかりつけ医

- 実際はどのくらいかかわっていたかはわからない。
- 患者の日頃の変化から認知症の発症にできるだけ早く気づく。

地域包括支援センター

- この時点での介入はなかった（まだ制度がなかった）。
- 初期集中支援チームとして動くことができれば、認知症治療病棟への入院は防げた可能性が高い。
- すぐに何かのサービスを導入するのではなく、本人と家族が苦しい状況にあることをしっかり受け止め、家族と調整することも必要である。
- 初期の生活支援について助言ができるとよい。

> **家族介護経験者のコメント**　すでにかなり進んだ状況で家族が抱えこんでおり、本当に大変だったように感じます。家族が退職してしまったことについて、もし地域包括支援センターを知っていれば、もし初期集中支援チームにつないでいれば、と悔やまれます。まだまだ地域包括支援センターの存在が浸透していないことを実感します。

診　断

訪問看護師

- この時点での介入はなかった。
- アセスメントをもとに疾患別の生活支援について助言をすべき。
- 初期集中支援チームとしてでなくても、もし訪問看護が導入されていれば認知症治療病棟への入院は防げた可能性が高い。

かかりつけ医

- 市内の総合病院を紹介し、そこでアルツハイマー型認知症と診断された。
- そのままフォローを継続したが、社会的サービスの導入にはつながらなかった。
- 市内の総合病院と連携してサポート体制を構築できるように、社会資源を利用する方法を紹介するべきである。
- 連携が困難な場合、初期集中支援の早期サポート体制構築のために地域包括支援センター、介護保険申請もしくは訪問看護を紹介するべきである。

一般病院（外来）

- かかりつけ医より紹介され、アルツハイマー型認知症と診断した。
- 診断後、診断結果のみかかりつけ医に返し、特に何かサポート体制の助言などはなかった。
- かかりつけ医と連携し、メディカルソーシャルワーカーや外来看護師などがサポート体制を構築できるように、社会資源を利用する方法を家族に紹介するべき。
- 地域包括支援センターを紹介することもできたが、当時はまだ制度が十分ではなかった。
- 初期集中支援につなげられれば、認知症治療病棟への入院は防げた可能性が高い。

保健師

- この時点での介入はなかった。
- アルツハイマー型認知症の人と家族がたどる一般的な経過を示している。このケースをていねいに分析すれば、早期受診、早期対応からターミナルまでに必要なケアを理解できる。それを県や市区町で「仕組み」として練り上げるのが、行政の保健師の仕事である。
- 認知症の人と家族一人ひとりにとって価値ある仕組みにすることは、まさに国が進めている「ケアパス」にとっても必要不可欠の条件である。
- 地域包括支援センターでの対応が困難であれば、自治体によって状況は異なるが、行政の保健師が初期集中支援で最初のアセスメ

ントと次に起こりうるニーズアセスメントのために訪問すべきである。そこで生活支援の助言やサービスについての説明をしておけば、後々の認知症治療病棟への入院を避けられる可能性がある。また、介護保険サービスを利用することにより、娘も退職せずに済むかもしれない。

家族介護経験者のコメント　娘さんが退職してしまいましたが、簡単に再就職ができる年齢ではないことを考えると、辞める前に誰かに相談ができればよかったと思います。介護の終盤でADLの介助がメインになってくると、BPSDが少なくなり精神的な余裕もできるので仕事に就ける可能性があることを、地域包括支援センターの人などが助言できればよかったでしょう。かかりつけ医だけでは早期のサポート体制をつくることは難しいので、早めに介護保険サービスを使えたら退職せずに済み、本人も混乱がなく、後に入院をしなくてもよかったかもしれません。

在宅にて経過

かかりつけ医
- 娘からイライラによる暴力・暴言時の対処法を知りたいとの要望があり、認知症疾患医療センターに相談した。
- 市内の総合病院と連携してサポート体制を構築できるように、社会資源を利用する方法を紹介するべきである。
- BPSDが増悪し治療に苦慮するようになった場合は、地域の認知症サポート医や精神科、専門医療機関に相談する。

認知症専門医
- 本人のイライラによる暴力・暴言時の対処法を知りたいとかかりつけ医より相談があり、診察した。
- 認知機能検査（MMSE）：7/30（重度）。
- 初診の帰宅後はイライラ感が強く、娘に対して攻撃的になることがあったため、粗暴には至らなかったが入院治療を要するため、認知症治療病棟への医療保護入院によるBPSDの治療を行った。
- BPSDの状態を評価し、増悪させている原因を考え、治療を開始する本人の病状、介護環境を考慮し、外来治療と入院治療のどちらが適しているか決定する。

精神保健福祉士（認知症疾患医療センター）
- かかりつけ医から診察の依頼を受けた。
- 初診帰宅後のイライラ感が強く娘に攻撃的になることがあった。粗暴には至らなかったが入院治療を要するため、娘の同意を得て認知症疾患医療センターが併設されている認知症治療病棟へ、医療保護入院の手続きをとった。
- 受診相談を受けた段階で、介護サービスの利用状況や娘の負担感、緊急性の有無などを十分に確認する必要がある。
- 情報提供者（相談者）と実際に本人を介護している人が違うなど、情報が十分に把握できていないことも考えられるため、なるべく身近な介護者から直接情報収集することが望ましい。
- かかりつけ医から受診依頼を受けた後、娘からも直接状況の聞きとりができればよりスムーズな支援（医療・介護とも）につなげられるのではないか。

外来看護師
- この時点での介入はなかった。
- 受診時のバイタルサイン、検査時の様子、家族の生活上の困りごとをアセスメントして診察医に情報提供する。
- 介護サービスの利用内容や介護での疲弊を考えて、介護保険の申請と、介護サービス調整を精神保健福祉士に助言する。
- ケアマネジャーに情報提供や助言を行い、介護サービスの調整を依頼する。
- 精神保健福祉士などと協働して家族サポートをすべきである。

家族介護経験者のコメント　娘だけに暴言・暴力が多いことから、本人には最も自分のことをわかってくれる存在だという気持ちがあったのだと思います。かなりBPSDが進行してしまっており、専門的な治療が必要な状況だったと考えられます。短期でも認知症治療病棟に入院してよかったと思います。

入院

ケアマネジャー

- この時点での介入はなかった。
- 退院後のサポート構築のため、試験外泊でうまくいかなかったことなどを病棟スタッフと共有し、今後の自宅介護生活を予測することで、この時期にリハビリを導入するべきである。

認知症専門医

- 非薬物療法、環境調整、薬物療法によるBPSDのコントロールのため入院加療。
- 退院後のサポート構築のため、試験外泊でうまくいかなかったことなどを病棟スタッフと共有し、今後の自宅介護生活を予測することで、この時期にリハビリを導入するべきである。

精神保健福祉士（認知症疾患医療センター）

- 介護保険申請した。ケアマネジャー紹介の希望あったため紹介した。
- サービス調整により、退院後はデイサービス、ショートステイを利用の手続きをとった。
- 試験外泊での変化を多職種でアセスメントし、ケアマネジャーと相談して退院後のリハビリ導入を行う。

外来看護師

- この時点での介入はなかった。
- 病態と疾患の経過、現在の状態をアセスメントして病棟スタッフに情報提供する。
- 退院後に外来通院に先立ち、入院中の様子などを把握するため入院スタッフや精神保健福祉士と情報交換する。

入院スタッフ（認知症治療病棟）

- 入院時処方：ドネペジル、エピナスチン、リスペリドン、ツムラ抑肝散、カルシトリオール
- 特別指示処方（不眠時）：ブロチゾラム
- 特別指示処方（不穏時）：リスペリドン、ハロペリドール、ビペリデン、センナエキス、グリセリン浣腸
- 特別指示処方（疼痛時）：ロキソプロフェン
- 入院早々、娘を探し回っていた。薬剤調整をしながら娘のことを誉めるようにし「買い物に行っている」などと対応した。
- 夜間の不眠などがあったが、表情はよく食欲もあり、スタッフの対応にも徐々に協力的となって帰宅の要求も減ってきた。
- 入院前の症状は1カ月程度で軽減したため、2カ月間で週末の試験外泊を実施した。外泊中は大好きだった買い物や外食に出かけても「すぐに帰ろう」と言うようになった。
- 入院してから着替えや動作が早くなり、以前は20〜30分かかっていたことが2〜3分でできるようになっていた。
- 周りの人のことをとても気にしていた。
- 失禁はなかった。
- 退院後、かかりつけ医にフォローを依頼した。
- 退院時には、その後に過ごす地域での生活をもう少し具体的な形でイメージし、アセスメントできるようにする必要がある。
- 試験外泊ではそれまで大好きだった買い物があまり楽しめなかった理由を、病棟の作業療法士や看護師、家族、本人とともに分析し、ケアマネジャーと共有して退院後の在宅サービスにつなげていく。

> **家族介護経験者のコメント**　入院しても娘のことを探していたので、やはり頼りにしていることがわかります。退院後のサービスと娘とのかかわりも、うまく介入しなければ娘に本人が依存してしまい、入院前と同じ状況になってしまうでしょう。制度を上手に活用できるようにしたいものです。

退院後在宅サービスへ移行

ケアマネジャー

- 精神保健福祉士から依頼を受け、介護保険の要介護認定（要介護4）が下りてからかかわり始めた。娘にデイサービスや訪問介護

などのサポート活用を促し、理解を得た。

▫ 退院前カンファレンスに参加して情報収集とアセスメントを行い、本人に必要なサービスにつなぐ。

▫ サービス事業所との連携してサービス利用時の様子や状況について情報共有する必要がある。

デイサービス／ショートステイ

▪ 退院後の支援として利用することになった。

▪ ショートステイを週に3泊4日、デイサービスを週に3日利用。

▫ サービスを利用中の様子を家族やケアマネジャーに報告する。

リハビリテーション

▪ この時点での介入はなかった。

〇理学療法

▫ 身体機能の悪化防止のため、この時期（より早期でもよい）からリハビリテーションに入る必要があった。

〇作業療法

▫ 生活機能の悪化防止のため、この時期（より早期でもよい）からリハビリテーションに入る必要があった。病院の作業療法士と連携ができていれば、入院中の試験外泊で大好きだった買い物がなぜ楽しめなかったのかが分析できて、本人が楽しめることを可能な限り継続できていたかもしれない。

〇言語療法

▫ やがて会話と嚥下の能力が低下していくことを見込んで、回数が少なくても予防的にかかわる必要があった。

▫ 特に嚥下障害に関しては、認知症の進行とともに食べられなくなっていくことが多いため、早期から少しずつかかわり家族との関係を築いていくなかで、将来的にどうしたいかをそれとなく探ることができれば、その後の覚悟や早期のケア、相談につなげることができる。

かかりつけ医

▪ アルツハイマーの進行度合いを見てほしいとのことで、認知症疾患医療センターへ再度診察を依頼した。

▫ 経過の中で病状評価に苦慮するようになった場合は、地域の認知症サポート医や精神科、専門医療機関に相談する。

認知症専門医

▪ かかりつけ医からアルツハイマー型認知症の進行度合いを見てほしいとの診察依頼を受ける。

▪ MRI所見は、入院した際に比べ側頭葉と前頭葉の萎縮が進行しており、両側大脳白質に虚血性変化が認められた。

▫ 家族に介護のこだわりが強かった（自宅で頑張っている家族に多い傾向である）ため、リハビリテーションの専門職がかかわってもらうようにケアマネジャーへ助言すべき。

精神保健福祉士（認知症疾患医療センター）

▪ かかりつけ医からの紹介状をもらった。

外来看護師

▪ この時点での介入はなかった。

▫ 本人と家族の生活支援を行うべきである。

▫ 受診時の状態観察と家族への聞き取りから生活上の困りごとを把握し、本人が混乱しないセルフケアの方法を考えて助言するべきである。

▫ 家族の思いを傾聴しながら、今できていることが難しくなることを予防するためのサービスの必要性を提案するべきである。

▫ 在宅生活を支えるスタッフへ情報提供や介護相談、出現する症状への対応方法などのアドバイスをする。

> **家族介護経験者のコメント**　在宅ケアでしたが、娘と長くいると暴言・暴力を助長させてしまうため、通所サービスの利用を中心にしていたのはよかったです。症状が徐々に進行していとそうしたこともなくなりますが、暴言・暴力を受ける機会を少しでも減らすためによいサービスが提供できたと思います。

case 04：女性・80代／アルツハイマー型認知症　79

在宅ケア（進行期）

ケアマネジャー

- 訪問看護にて排便コントロールを導入した。
- 身体機能維持のため理学療法を導入するように認知症専門医と連携した。
- 薬剤の変更が多かったりと本人の状況が変わってきているので、かかわる職種同士の情報共有などの方法を工夫する。

デイサービス／ショートステイ

- ショートステイを週に3泊4日、デイサービスを週に3日利用。
- 薬剤変更に伴う症状モニタリングなどを行う。

訪問看護師

- 排便コントロールを行った。
- 薬剤変更に伴う症状モニタリングや自宅での様子、嚥下、姿勢などの身体アセスメントを行い、主治医と共有していく必要がある。

かかりつけ医

- アルツハイマー型認知症の進行度合いを見てほしいとのことで、認知症疾患医療センターへ診察を依頼した。
- 専門医の処方に関しては、診察時に症状モニタリングを行うべきである。

認知症専門医

- かかりつけ医より、アルツハイマー型認知症の進行度合いを見てほしいとの診察依頼があった。
- かかりつけ医の処方内容を確認し認知症に悪影響を与える薬剤がないか検討した。
- 身体機能維持のために、理学療法を導入するようにケアマネジャーと連携した。
- かかりつけ医と診察内容を共有した。
- 認知症の長期経過の中で変化する症状に関する、かかりつけ医の疑問や不安の相談に乗る。

精神保健福祉士（認知症疾患医療センター）

- かかりつけ医からの紹介状をもらった。

外来看護師

- この時点での介入はなかった。
- 進行に合わせた生活支援をするべきである。

> **家族介護経験者のコメント**　嚥下が悪くなっていることにアプローチしており、進行に伴う生活支援がきちんとできているよいケースです。特に口腔ケアはとても重要なので、さらにリハビリテーションを充実して、ヘルパーなどとも協力できる体制が取れればよかったと思います。

在宅ケア～終末期へ

ケアマネジャー

- 身体機能低下のため、専門医の助言で訪問リハビリテーションを導入した。さらに、その後の助言で言語療法も導入した。
- リハビリテーションはもう少し早期に導入するべきである。
- 症状が変化しているので、訪問看護師やかかりつけ医（往診）と連携し、終末期に家族の揺れる気持ちをフォローしながら、急変などの際にもかかわれるようにしておく。
- 終末期の日々の変化について情報を収集をし、ヘルパーや訪問看護師と連携してチームに発信していく必要もある。
- 本人や家族、かかわる職種も皆が不安であるため、全体のフォローはケアマネジャーがまとめ役を担う。特に最終段階における家族の心の準備については、ヘルパーや訪問看護師、往診医などチームから得られる情報を共有しながら行う。

ヘルパー

- 訪問介護を週に1回行った。
- 家族の負担を減らすことも重要であるが、家族がこだわってケアをしていることを尊重してかかわっていく必要がある。
- 症状が変化していっているので、飲水量や変化などを訪問看護師とケアマネジャーに報告し、共有する。
- 終末期では、入るヘルパーが固定される。
- 身体的なケアを行う際には、家族にも簡単な部分だけやってもらえるような状況をつくり、一緒に実施できるようにする。
- 終末期には口の臭いや排泄物の色でなどで変化がわかるため、訪問看護師に報告して観察の視点などの助言を受けて連携する。

デイサービス

- ショートステイを週に3泊4日、デイサービスを週に3日利用。

訪問看護師

- 継続してかかわった。
- 終末期に移行するうえでの症状アセスメントと家族への説明を行い、ケアマネジャーと連携する。
- 吸引や薬剤変更に伴う症状モニタリングや自宅での様子、嚥下や姿勢などの身体アセスメントなどを行い、往診しているかかりつけ医と情報共有していく。
- 症状の変化が進んでいるので、ヘルパーと連携して観察などを深め、往診医からの指示にも考慮しながら、家族が最終段階でも落ち着いていられるようケアマネジャーとも連携してサポートする。
- 終末期に移行する場合、家族への説明に加えて実際にかかわっているヘルパーに対し、今後みられるであろう症状や対処方法、どこに報告するのかなどを伝えておく。
- 急変時の連絡先などの確認と主治医にどのような状態になったら連絡するのかを明確にしておき、家族・ケアマネジャー・介護サービススタッフとも情報を共有しておく。

リハビリテーション

○理学療法

- 身体機能の維持のために訪問の理学療法士が介入した。環境設定を行い、体を動かすことで外部の刺激を入れてみるなどした。
- 家族に指導を行った。
- 家族の介助量が増してきた頃から介入すれば介助方法の指導が行いやすい。

○言語療法

- 嚥下障害に対して言語療法を導入(月に1回)。食事形態の調整をメインに、ポジショニングなどを調整して食事介助の方法などについて家族への指導も行った。
- リハビリを導入するポイントは、できなくなった活動項目に「ふと」気づいた時。あらゆる活動は心身機能、環境因子、個人因子という共通要素から成り立っており、その課題を明確にできるチャンスは「ふと」感じたときである。
- もっと早期から介入する必要がある。
- 体が硬くなっていくと思われるため、上肢の緊張を取る必要がある。
- 作業療法士や理学療法士と連携して姿勢などについてアセスメントをし、介入していく必要がある。車椅子座位が取れるか、リクライニング式のほうがいいのか、普通のままでもいいのかといった姿勢調整から環境調整をしっかり行う。

○作業療法

- この時点での介入はなかった。
- 食事という生活行為レベルの向上を図る際に重要なことは、最初に環境を整えたうえで、次に個人の持ちうる能力を把握し、それらを最大発揮できるようにするにはどうすればよいか、という視点から早期介入をする必要がある。

かかりつけ医

- 介護度の見直しのため認知症疾患医療センターへ診察を依頼した。
- 専門医と連携をとっており、症状と処方のマネジメントはできていた。
- 徐々に飲み込みが悪くなったので、錐体外路症状改善のためパーキンソン病薬を追加した。
- 専門医での処方に関して、診察時に症状モニタリングをするべきである。
- 終末期に移行するうえでの在宅診療体制を、ケアマネジャーや訪問看護師と連携して確認するべきである。

case 04：女性・80代／アルツハイマー型認知症　81

認知症専門医

- かかりつけ医から、介護保険の更新前に進行状況を見てほしいと依頼があった。
- せん妄予防のため、薬剤をブロチゾラムをクロナゼパムに変更。
- 診察時に身体が左に傾く、上顎が上がってくるなどの特徴がみられた。薬剤の副作用かもしれないが、姿勢以外の BPSD は前回よりよくなっている印象であった。
- 訪問リハビリテーションの導入を助言。
- 鑑別診断から 9 年後：嚥下困難に伴う食事の見直しと口腔ケアの目的で、言語聴覚士の導入を検討するようケアマネジャーに助言した。
- 訪問看護やケアマネジャーとかかりつけ医を介して、終末期の体制も共有していった。
- かかりつけ医と診察内容を共有した。
- 家族に介護のこだわりが強かった（自宅で頑張っている家族に多い傾向である）ため、リハビリテーションの専門職がかかわってもらうようにケアマネジャーへ助言すべき。
- 内科的疾患（感染症や持病）、骨折がなければ認知症の予後予測は概ねできるようになってきている。つまりそれらがないようにすることが穏やかな看取りにつながる。
- 処方はドネペジル、酸化マグネシウム、クロナゼパム（ミオクローヌスに対して）、アルファカルシドール（骨粗鬆症のため）。アマンタジン（錐体外路症状に対して）を追加処方された。

外来看護師

- この時点での介入はなかった。
- 家族に対し病期に合わせた介護支援と身体症状が出現した時の対応を、ケアマネジャーには介護サービスの調整を助言する。

家族介護経験者のコメント　リハビリテーションで理学療法と言語療法が提供されていてよかったです。経過を振り返ると、しっかりと本人の世話をしたい娘が自身に余裕を持てるように工夫できるよう、初期集中支援が導入できていれば、当初からより望ましい形をとれたかもしれません。

認知症をもつ人の家族のことば ①

専門医療機関への入院は、家族の関係を取り戻す時間

上坂 佳也子

　夫が若年性アルツハイマー型認知症を患って以来、自宅でいろんな工夫をしながら一緒に過ごしてきました。自分たちの生活と習慣を継続できるように、次々と出てくる症状に対応しながらの試行錯誤ではありましたが、楽しく過ごしてこられたと思います。しかし月日が経つにつれ、徐々にいろんなことができなくなってイライラが募る夫の機嫌に振り回されながら、「世話をしている」という状況が日常になっていきました。

　そんなある日、「母親が限界だから入院させてほしい」と、子どもが主治医にお願いしました。確かにこのまま世話が継続できるのか自信はなかったのですが、思いがけないことだったので、その時は仕事を途中で放り出すような気分でした。そういう形で夫は入院したのですが、結果的にそれでよかったと思っています。

　入院して初めて、思っていた以上に自分がダメージを受けていたことがわかりました。病気が進行するにつれ、夫との人間関係が違ってきているのに、私にはそれが受け入れられなかったのです。

　夫は子どものようになるときがあって、妻としての役割を果たせない、また果たしたとしてもそれが承認されないことへの苛立ちがありました。一方で全く子どものようになっているわけではなく、その狭間で翻弄され、夫を病人として認めることができ

ていなかったのです。自分は絶対に正しいと思いながら、口には出さなくても「なんでこんなことができないの」という気持ちが出てきていました。それが夫にも伝わってしまっていたのだと思います。

　いつの間にか、夫と自分の気持ちの間には、川の向こう側とこちら側のような距離ができていました。その川は簡単には渡れません。たとえば夫は入院しておむつを着用しました。きっと家にいてもそうなっていたと思います。しかし、その避けられない橋を、自宅では渡れなかったのです。でも入院という手段がそれを手伝ってくれました。

　よかったと思うもう一つの理由は、ずっと夫を診ていてくれた主治医のいる病院へ入院できたことです。夫は診断されたあとに、その病院による外来の集団作業療法の一環である、若年性認知症のグループ活動に参加していました。私もその活動から派生した家族の会で仲間ができ、先輩家族の経験を聞くことで折々の状況を受け入れる心の準備ができたのです。その仲間がいたことは、本当に心の支えでした。

　またそのグループで知り合った病院のスタッフと入院後もかかわることができて安心でした。認知症という病気のこと、ケアのことを本当によく知っているスタッフによる専門的な治療・ケアを通して、夫は落ち着いて現在の施設（特別養護老人ホーム）に入所できました。

今の私は、夫と笑顔を交わすことができています。入院前はこんなに静かな時間が持てるとは思いませんでした。アルツハイマー型認知症と診断された頃、自宅で頑張っていたときには、夫が自分らしくあってほしいと願い、進行することでさまざまなことがわからなくなるとは聞いてはいても、よりよい刺激を与えることで今の状態をキープできるというのなら、自分はそれをやってみせると思っていました。

病気の進行に沿って変わってしまった、夫との人間関係をいかにして取り戻すのか。入院によってその答えが出せたように思います。夫と二人だけで向き合っていた時、一体ここからどうしていけばいいのかと行き詰まっていた私たちを、専門のスタッフがサポートしてくれました。

専門医療機関への入院は、家族の関係を取り戻せる時間だったと思います。

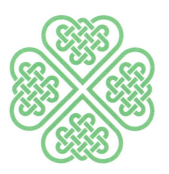

case 05

性別：男性
年齢：60代
疾患：意味性認知症（若年性）

● **疾患について**

意味性認知症は、比較的若年にみられる進行性の認知症である。前頭側頭葉変性疾患のなかの一つで、言葉や物の意味がわからなくなる意味記憶障害が初期から認められる。進行すると常同行動や脱抑制が目立ち、日常生活をするうえで支障をきたすようになる。

● **事例の概要**

・家族のは前頭側頭葉変性疾患という特徴的な認知症をできるだけ人に知られたくない気持ちがあった。
・初期の段階から、家族と介護事業者のあいだで本人の症状と適切な対応方法について共通意識を持つことができなかった。
・社会的迷惑行為が出現しやすい状況での支援が難しく、認知症治療病棟に入院して対応するしかなかった。
・受け入れる施設が少なく入院期間が長くなってしまったが、最終的に入所できた施設はスタッフの理解があったため、そこでの生活が可能となった。
・自発性の低下に伴って食事が摂れなくなり、誤嚥性肺炎によって亡くなった。

● **生活背景など**

高校を卒業後、電気店で勤務。40代で退職して派遣会社登録にて職業を転々とした。80代後半の母親と同居。兄弟が四人いたが、弟が要所で通院など付き添っていた。

● **チームで共有すべき大切なポイント**

・終末期までの意味性認知症の特徴とケア
・家族が隠しておきたい認知症の初期からのサポート体制の必要性
・認知症治療病棟への長期入院
・特殊な認知症疾患をもつ人に対する施設の受け入れ

チームでのディスカッション

事例の特徴
- 疾患への理解が十分でなく、家族の理解や不安などを早期にフォローできなかった。
- 認知症治療病棟での入院期間が長かった。
- 施設への入所が可能になった。

議論のポイント
- 家族の病気の理解が得られず、毎日型のデイサービスを利用できなかったため、迷惑行為が出現しやすい状況になったこと。
- 最初に家族ときちんと話ができておらず、家族のつらさや先のことを共有できなかったこと。
- 何度も入所を断られたが、うまく施設のケアに転換ができた。受け入れられたポイントは何か。

焦点化された課題
- 経験されることが少ない特徴的な疾患にうまく対応できる連携のあり方。
- 意思疎通が図れず、自発性も極度に低下している人にセルフケアをどのように促すのか。
- 本人は最後まで母親に会えることができなかった。そのような家族の状況に踏み込む難しさ。

派生したテーマや課題
- 特別な疾患で、しかも行動症状を伴う場合、認知症治療病棟などに長期入院しがちだが、それ以外の所で受け入れる際の工夫など。
- 家族が偏見をもってしまうことへの理解と、家族の距離を縮める方法。
- ケアマネジャーが受診に同行する必要があること。費用は出ないがその先のプランを立案する際に必要である。
- 先読みした病気の進行を活用し、できるだけセルフケアを保つ方法を早期に考える必要がある（早期受診、診断の重要性）。

case 05：男性・60代／意味性認知症（若年性）　87

case 05 ｜男性・60 代／意味性認知症（若年性）

発 症 ▶	診 断 ▶	在宅ケア（介護保険導入） ▶	在宅ケア（デイサービス開始） ▶
	発症後 3 年		発症後 4 年

発症

● 本人
- 話し方が曖昧で、物忘れが目立つようになった。寿司を汁につけたり、外出して他人に缶コーヒーを買い与える行動などが常同化し、人とトラブルもあった。
- 食事排泄入浴などのセルフケアはできていたため症状が目立たず受診が遅れた。
- 缶コーヒー代に母親の年金 1 カ月分を使うなど（常同行為）、迷惑行動が増え保護されるようになった。

● 家族
- 問題にはその都度、家族で対処していた。
- 外出先でトラブルを起こすが、どうにか警察沙汰にはならず、高齢の母親を困らせることはなかった。

診断

● 本人
- 物忘れを訴えて、家族とともに脳外科の専門病院に受診する。MRI の結果、右側頭葉の高度萎縮を認め前頭葉型認知症（ピック）の可能性を指摘される。
- 認知症疾患医療センターで意味性認知症と診断され、入院加療を勧められた。
- 認知機能検査（HDS-R）：11 点

● 家族
- 同居の母親は、足が悪かったため診察に同行できず、病気の説明も聞きに来られなかった。代わりに弟が対応した。

在宅ケア（介護保険導入）

● 本人
- 興奮や徘徊はなかった。
- サルの物まねや、すぐ前にある物を触るなどの行動がみられ、1 カ月で会話の理解度が低下した。
- 認知症疾患医療センター受診後 2 カ月でケアマネジャーが決定した。

● 家族
- 特に興奮などもないが、今後のことを考えると不安を感じていた。
- 兄弟は遠方で暮らしているため面倒をみられなかった。症状のせいで浪費が激しく母親の年金に頼り経済的に苦しかった。
- この病気を隠したいという気持ちが強くあった。

在宅ケア（デイサービス開始）

● 本人
- 週 3 回のデイサービスに喜んで行っていた。

● 家族
- 主治医から直接「毎日型デイサービスのほうがよい」と聞いていたが、家族はまだ必要ないと考えていた。

医療とサービス

	鑑別診断／他院紹介／・精神保健福祉士が介入・介護認定申請・地域包括支援センターに連絡、介護介入依頼	ケアマネジャー決定／要介護度 1 ／デイサービス開始	デイサービス（週 3 回）

かかわる職種

発症	診断	在宅ケア（介護保険導入）	在宅ケア（デイサービス開始）
ケアマネジャー		ケアマネジャー	ケアマネジャー
ヘルパー		ヘルパー	
デイサービス			デイサービス
訪問看護師		訪問看護師	
リハビリテーション		リハビリテーション	
地域包括支援センター		地域包括支援センター	
施設スタッフ			
保健師			
認知症専門医	認知症専門医	認知症専門医	認知症専門医
精神保健福祉士（認知症疾患医療センター）		精神保健福祉士（認知症疾患医療センター）	精神保健福祉士（認知症疾患医療センター）
外来看護師（認知症疾患医療センター）	外来看護師（認知症疾患医療センター）	外来看護師（認知症疾患医療センター）	外来看護師（認知症疾患医療センター）
一般病院	一般病院		
入院スタッフ（認知症治療病棟）			

p.90 ▶	p.90 ▶	p.91 ▶	p.92 ▶

88　第 2 章　疾患別典型 10 事例 〜 時系列チャート

在宅ケア（警察での保護の増加） ▶	入　院 ▶	入　所
	発症後 5 年	発症後 6 年

在宅ケア

● 本人

- 警察がパトカーで迎えに来たり、保護されることがあった。
- 障害年金の申請中に万引きをして警察の世話になった。その後障害年金の受給が開始となり、認知症治療病棟へ医療保護入院となった（診断後 1 年 8 カ月）。

● 家族

- 兄弟は施設入所を、母親は自宅での介護を希望していたが、警察の保護が度重なり介護が困難となったので兄弟が施設を探していた。
- 特異な疾患のため家族も状況を受け入れがたく、社会的な偏見も恐れていた。
- 障害年金があれば、後は兄弟で負担できるとのことであった。障害年金の受給後入院することになった。

入院

● 本人

- グループホームへの適応が可能かの判断と脱抑制行為の治療を目的に入院。
- 脱抑制はあるが制止できた。発語が乏しく「あー」のみ。スタッフの言葉は理解できなかった。
- 常同性を利用した食事の定位置を確立。
- 入院後 1 年目に保護抵抗のためフルボキサミンの服用を開始。
- 便秘がありオリゴ糖などを服用。多量の排便後にふらつきがあり転倒した。酸化マグネシウムと浣腸、坐薬を使用。
- 入院 3 年目で特別養護老人ホームの順番となり退院。
- 入院の長期化を危惧し、入院直後からグループホーム 5 つ、老健 2 つ、特養 1 つに申し込むが断られていた。

入所

● 本人

- 施設では白いご飯以外のおかずも食べた。生活リズムが戻り活動と休息のパターンができた。診察中じっと座れるようになるなど、いくつかの症状が改善した。
- 歯周病が悪化するにつれ徐々に食事量が減少。自発性の低下が目立つようになった。
- パンをのどにつめることが徐々に増え吐血もみられ、消化器症状などで受診することがあった。
- 寝ている時間が徐々に増え、食事介助時の抵抗も減少した。
- 鎖骨骨折、食事量低下、歩行障害、脱水、顔から転倒するため歩行練習を必要とした。
- その後、施設内で亡くなった。

● 家族

- 入所により、経済的な面での負担が非常に減ったと話した。
- キーパーソンの弟は、支払時に本人と会うこともあった。
- 弟は施設ケアを嫌っていたわけでなく、姿が変わってしまった本人を母親に会わせたくないという気持ちがあった。
- 身体機能が徐々に低下する中で、施設から面会の打診があったが、身体機能が低下した本人を母親に会わせられなかった。
- 本人が亡くなった後、高齢で要介護状態の母親が、同じ特別養護老人ホームの入所を希望した。

医療とサービス

要介護度 2 ／デイサービス（週 3 回）	要介護度 4 ／障害年金 2 級／退院先施設を検討し、申請するが数か所に断られる／薬物治療	特別養後老人ホームに入所／薬物治療

かかわる職種

ケアマネジャー	ケアマネジャー	ケアマネジャー
	施設スタッフ	施設スタッフ
認知症専門医	認知症専門医	認知症専門医
精神保健福祉士（認知症疾患医療センター）	精神保健福祉士（認知症疾患医療センター）	
外来看護師（認知症疾患医療センター）	外来看護師（認知症疾患医療センター）	
	入院スタッフ（認知症治療病棟）	入院スタッフ（認知症治療病棟）
p.93 ▶	p.94 ▶	p.95 ▶

case 05：男性・60 代／意味性認知症（若年性）

発　症

保健師

- この時点での介入はなかった。
- 保健所が介入すべきケース。この疾患の理解を深めて支援の充実を図るための取り組みを、国や県の行政レベルで根底的に考えるべきだろう。
- この事例は、さまざまな課題があったとはいえ、発症から約10年間の人生を全うできた成果は大きい。認知症疾患医療センターと専門病院がイニシアチブをとって、適切な医療とマネジメントを行えたからだろう。意味性認知症は病気の認知度がとても低いため、なかなか周囲に理解してもらえない。そうした世間の対応や、医師の誤診による本人と家族の精神的苦痛ははかり知れない。
- 意味性認知症は病気の認知度がとても低いため、万引で捕まったことをきっかけに病気が発覚したという事例は珍しくはない。しかし「万引きをした＝反社会的行動をした」という事実だけが受け止められ、患者から仕事と信頼を奪ってしまったり、刑務所へ送られてしまう事例もある。また、精神科病院での拘束や過剰投薬といった治療を受けている事例や「対応困難だからと」デイサービスや施設入所を断られる事例もある。
- こうした実情は「介護保険」や「市町村業務」の範疇では解決できない。認知症は地域包括支援センターや介護保険事業所で対応すべきという見方ができあがってしまっていること自体に問題意識を持たねばならない。疾患の理解を深めて支援の充実を図る取り組みを行政レベルで根本的に考えるべきである。
- 高齢者のアルツハイマー型認知症をもとにつくられた施策やシステムでは対応できないため、認知症は地域包括支援センターや介護保険事業所で対応すべき、という図式ができあがってしまっていること自体に問題意識をもたなければいけない。

家族介護経験者のコメント　この時点で警察沙汰になっていないことで幸か不幸か初期の対応が遅くなってしまったようですね。トラブルが続いた時には地域包括支援センターやかかりつけ医などにつなぐのがよいでしょう。珍しい疾患なので、そこから広域でのサポート体制につなげられればベスト。この状態でトラブルがあったことを考えると、もう少し前から発症していた可能性もあります。

診　断

認知症専門医

- 脳外科より紹介を受けて精密検査を行い、生活支援体制を整える手配をした。
- 初診の時点でかなり進行した状態であった。
- 言語能力がかなり落ちており、本人の意向を聞いたり意思を尊重することがなかなか難しいケースであった。
- いかに警察沙汰にならないように本人の生活環境をつくっていくか、ということがサポートの目標にならざるをえなかった。
- 診断がもっと早ければよかった。早期に今後のセルフケア低下を見越して家族や関係スタッフと協力しつつ、環境を整えておくことが重要。

外来看護師（認知症疾患医療センター）

- この時点での介入はなかった。
- 生活上の困りごとについて、家族から聞き取り、本人の状態を診察時に情報提供すべきである。

一般病院

- 脳神経外科：ピック病を指摘、認知症疾患医療センターに紹介した。
- 脳外科でもよほどよくわかる医師・看護師・ソーシャルワーカーがいなければ適切な対応は難しい特異な疾患であるため、専門医療機関を中心としたサポートができなければ厳しい。すぐに専門医や認知症疾患医療センターに紹介するべき事例である。

家族介護経験者のコメント　「ちょっとおかしいな」というくらいでは診察に行かない人も多くいます。このケースの場合、本人はいろいろなことができるため家に一緒にいるだけでは何が問題かをあまり考えないでしょう。このように特殊な病気の場合に限らず、アルツハイマー型認知症でも「ちょっと年のせいで物忘れがあるだけ」と家族は考えがちです。職場ではできないことが比較的早い段階でわかりやすいので、それを早期診断につなげるリソースがあればよいのではないかと思います。

在宅ケア（介護保険導入）

ケアマネジャー

- 認知症疾患医療センターの精神保健福祉士から、地域包括支援センター経由で依頼があり担当となった。この時は要介護1であったが、あまり積極的にはかかわっていなかった。
- 中立公平な立場からすると、地域包括支援センターからの紹介も多いため、その情報提供から問題点をしっかり受け取る必要がある。そこでケアマネジャーの力量が問われる。認知症専門医、認知症看護認定看護師などから特異な疾患の特徴について助言をもらいながら生活支援ができるようにしたい。
- 緊急時の対応も地域包括支援センターと相談して決めておく必要がある。家族とも相談しておくべきだが、この事例のように病気を隠しておきたいという事情をどう乗り越えるかが課題である。

ヘルパー

- この時点での介入はなかった。
- もし導入していた場合、この時点で精神症状や行動症状が目立ってはいたが、清潔行為や食事行為がずっと続くようにしていく工夫など、セルフケアについてもアセスメントしていく必要がある。
- 他の認知症疾患とは出現する症状が違うため、疾患の理解が事前に必要である。

訪問看護師

- この時点での介入はなかった。
- もし導入してた場合、この時点で精神症状や行動症状が目立ってはいたが、清潔行為や食事行為がずっと続くようにしていく工夫など、セルフケアについてもアセスメントしていく必要がある。
- 大変特異な疾患であり、かかわる支援者が十分に疾患を理解していることが必要。支援者のカンファレンスなどで統一した認識を持っておきたいケースと考える。

リハビリテーション

- この時点での介入はなかった。
- 診断が早期であればということにもよるが、早々にリハビリで介入する必要がある。

○言語療法

- コミュニケーションがうまく取りにくいということであれば、どのように取りにくいのかを探り、言葉以外の意思疎通の方法を模索していく必要がある。
- 意味記憶の障害があるため、日常生活の中でどんな言葉がわかりにくくなってるかをアセスメントする必要がある。この疾患は、たとえば歯ブラシ1本の色が変わっても、使えなくなってしまうような症状を示すこともある。

○作業療法

- 本人がどのような形で社会とつながっていけるかという視点が必要である。一連の行動を一緒に経験していくことを何げなく普段の生活の中で提案していくことが大事。生活の中での行為を分析し、症状と照らし合わせながら細かくアセスメントしていけば何かしらの解決方法がえられる可能性がある。

地域包括支援センター

- 認知症疾患医療センターの精神保健福祉士よりサポート体制をつくることを依頼され、ケアマネジャーを選定した。2カ月後に要介護1となり、ケアマネジャーが決定した。
- 最初にケアマネジャーでなく地域包括支援センターに連絡することについては、中立公平を期したほうがよいのではという考えもあるが、疾患センターの圏外など、地域の事情をより把握している地域包括支援センターにケアマネジャーやサービス事業所の選定を相談するほうが合理的な場合もある。
- 病院側が優秀なケアマネジャーを知っていても、直接紹介するということは原則しない。しかしそれも個別の事例による。
- 地域包括支援センターの力量が問われる。通常であれば単位依頼がきたので必要な制度を申請しケアマネジャーを紹介して、ということになってしまう。
- 特異な疾患であったため、どのようなサポートが必要かということを専門医の助言ももらいながらケアマネジャーの理解を促す必要がある。そのためには地域包括支援センターにいる看護師、保健師が病気の理解をして生活支援をどのように構築すればよいか考えられることが非常に重要である。地域包括支援センター内のみでの対応が難しければ地域の保健師の後方支援も要請する。
- 警察沙汰となるようなことを見越し、地域包括支援センターとしてはそのような緊急時の準備も考慮しなければいけない。

case 05：男性・60代／意味性認知症（若年性）　91

▫ 特に家族の病気を隠しておきたい気持ちが強かったため、ケアマネジャーと連携して動くことがとても重要である。

認知症専門医

▪ 精神保健福祉士と連携してサポート体制をつくるにあたり助言をした。

▪ 母親からすると、毎日のように本人がフラッと出かけてトラブルを起こして帰ってくるより、デイサービスに行くほうがよいのだが、家族とケアマネジャーからは理解が得られなかった。

▫ このケースはかなり特殊な疾患（特に右側頭葉の優位な萎縮）で、ADL は問題ないのに話が理解できなかったり社会的な問題行為がかなり出てくることが予想される。一見すると精神疾患と間違われてもおかしくない状況である。

▫ このような疾患の経験があるケアマネジャーはほとんどいないが、専門医から積極的に病態を伝えてケアプランに反映してもらえるように心がける。

▫ 疾患の進行に注目した場合、意味記憶の障害からセルフケアの低下が必然であるため、それを見越して軽度の段階から言語療法などのリハビリができればよい。

精神保健福祉士（認知症疾患医療センター）

▪ 介護認定申請し、地域包括支援センターに介入を依頼した。

▪ 障害年金の申請が可能か受給要件を確認したが、時期の問題があり障害認定日まで待つ必要があった。

▫ サポート体制の構築にあたり、地域包括支援センターを絡めて、あるいは直接ケアマネジャーや介護サービスを選定・紹介していくべきか、緊急性の有無や地域性、地域包括支援センターやケアマネジャーの力量、個別のケース事情などにより考慮する必要がある。

▫ 現在では特定医療費（指定難病）の対象疾患となっているため、認定申請について案内する。

外来看護師（認知症疾患医療センター）

▪ この時点での介入はなかった。

▫ 認知症認定看護師でなくとも、病気の特性から生活場面で支援が必要なことを予測する必要がある。それを精神保健福祉士、地域包括支援センター、ケアマネジャーに助言できるとよい。

▫ 家族に必要なサービスについて説明する必要がある。

> **家族介護経験者のコメント**　経済的な問題がのちのちにも大きな問題となってくるので、診断がついた時点で金銭管理を本人ではない人に依頼するとよいでしょう。また、漠然とした不安ではなく病気の進行とともに必ず費用の問題が発生することを具体的にイメージできるように根気よく説明する人がいればよかったのではないでしょうか。

在宅ケア（デイサービス開始）

ケアマネジャー

▪ 主治医から毎日型デイサービスと入浴介助の必要性を説明されたが、家族の意向で週３日のデイサービスを利用した。

▫ なぜ毎日デイサービスに行くのがよいのかを理解する必要があった。

▫ 病気の特徴やこれまでの生活パターンからすると、スケジュールは固定したほうがよいので、後々のことを考えるとデイサービスには半日でもよいので毎日いったほうがよかった。この疾患独特の性質とそれまでの生活を考慮して考えて家族に説明する必要がある。

▫ ケアマネジャーも受診に同行し、家族と一緒に主治医の見解を聞いて考える必要があった。

▫ この時点で精神症状や行動症状が目立っていたが、特に清潔行為がずっと続くようにセルフケアについてもアセスメントしていく必要がある。

デイサービス

▪ 週３回利用した。本人の受け入れがよかった。

▫ 本人の行動を制止することなく受け入れる。

▫ デイサービスでの状況を家族とどの程度共有できていたかは不明だが、特徴的な疾患であるため、どのような活動が受け入れがよかったのかフィードバックなども必要。

92　第２章　疾患別典型10事例 ～ 時系列チャート

▫ この時点で精神症状や行動症状が目立っていたが、セルフケア、特に清潔行為についてもアセスメントしていく必要がある。

認知症専門医

▪ 病気の特性から毎日型のデイサービスのほうがよいと家族とケアマネジャーに説明するが受け入れられず、再度ケアマネジャーに説明した。

▫ なぜ毎日のデイサービスが必要なのかをもっと説明する必要があった（疾患の性質で、毎日外出して常同的な行動になりやすいことから、社会的な問題に発展しにくいスケジュールを決めるべき）。

精神保健福祉士（認知症疾患医療センター）

▪ この時点での介入はなかった。

▫ 家族がサービスの利用に消極的な場合に経済的な理由が大きく関与することが多い。そのような実情の確認と利用可能な社会資源やサービスがないかを考慮しつつ、利用について家族と話し合う必要がある。

外来看護師（認知症疾患医療センター）

▪ この時点での介入はなかった。

▫ 疾患の特徴、今後の症状・経過を伝え、地域包括支援センターとケアマネジャーに情報共有と毎日型デイサービスの必要性を助言する。

▫ デイサービス利用開始時から、座る場所の選定や生活上の工夫についてケアマネジャーと地域包括支援センターに助言する。

▫ ケアマネジャーからデイサービスのスタッフに伝えてもらうよう助言する。

> **家族介護経験者のコメント**　主治医と家族の考える方向が同じでなければ、この病気のケアを進めていくのは難しいでしょう。この時点でまだ家族は深刻さをとらえきれていなかったかも知れませんが、事態をしっかりと受け入れる必要がありました。セルフケアの低下がなく、同居もしていなかったために問題がわかりにくかったのでしょう。

在宅ケア（警察での保護の増加）

ケアマネジャー

▪ 主治医より、入所より先に入院をするほうがよいことが提案された。

▫ 経済的な問題解決に向けて、使える資源を相談できる窓口を知っておく必要がある。身近な地域包括支援センターとの連携は重要である。

認知症専門医

▪ 主治医はケアマネジャーに入所よりも先に入院をするほうがよいことを提案した。特異な病気であるため、このまま施設入所しても継続できない可能性があったことから、先に施設への適応が可能か見極める必要があった。

精神保健福祉士（認知症疾患医療センター）

▪ 認知症疾患医療センターの精神保健福祉士が、障害年金については区役所で相談を済ませており、初診から1年半経てば申請可であったので1年半経ったこの頃にすぐ手続きをした。

外来看護師（認知症疾患医療センター）

▪ この時点での介入はなかった。

▫ 生活上の具体的な困りごと、家族の介護疲弊状態や経済状態、施設入所を希望していることを診察前に情報提供する。

▫ 他の認知症とは出現する症状が違うため、事前に疾患を理解しておき、使えるサービスを慎重に選定できるよう、ケアマネジャーにアドバイスする必要がある。

case 05：男性・60代／意味性認知症（若年性）

入　院

ケアマネジャー

- 入院したため疎遠になっていた。

施設スタッフ（退院後に受け入れる予定の打診をうけた）

- いくつかの施設の担当者が面会に来たものの、疾患の状態と本人の体格が大きかったため受け入れを断った。
- 特別養護老人ホームの1つが入所の受け入れをした。
- 受け入れを決めた施設のスタッフは退院後の施設ケアをスムーズにするため、病棟へ面会に来たり退院時のカンファレンスに参加して情報共有を行った。
- この疾患の症状について具体的なことは知らなかったので、これを機会に事前に勉強をしてから会いに行った。
- 面会に行った認知症治療病棟は診断とケアがしっかりしていることを以前から知っており、入所後のフォローもできると考えた。
- これから先のことを考えたときに金銭的な面が大きな問題になるため特養を希望していることから、特に断るという選択肢はなかった。
- 特殊な疾患なので病態の理解にかかわらず受け入れには困難が伴う。専門医療機関と連携できる体制をとれるかどうかが受け入れのポイントである。

認知症専門医

- この疾患にはエビデンスの高い薬物治療がない。投薬は最小限（フルボキサミンマレイン酸塩 →パロキセチン、下剤）にし、スタッフに指導しつつ環境調整の助言を行った。
- 特殊な疾患の患者の施設での受け入れについては、症状・病態・進行の仕方などに対する施設職員の疑問や不安の相談に乗る。

精神保健福祉士（認知症疾患医療センター）

- 入院目的でグループホームを利用することが可能かどうかの判断があったため、病棟スタッフと連携して退院調整をした。
- 入院が長期化することを危惧して、入院直後よりグループホーム5箇所、介護老人保健施設2箇所、特別養護老人ホームの箇所つに申し込んだが断られた。
- 自信持って「大丈夫です」と言えないほど、症状の軽減が難しかった。入所して多少でも他の人に影響を及ぼすような行為をしても「そういうこともあるかもしれない」という前提で「やってみます」と言ってくれる施設を当たった。
- 症状の軽減具合や、施設で受け入れられない行動などを病棟のケアスタッフと共有・連携しながら施設探しを進めていった。
- 特別養護老人ホームの一つがなんとか受け入れてくれた。退院に際して、入所施設スタッフが様子を見に来たりしてケアの継続を図った。

外来看護師

- 入院までの経過と疾患の特徴や症状から必要となっている支援内容について病棟スタッフに情報提供する。
- 疾患の特徴と現在の生活状態、行動の促し方、残存機能など家族・外来でのかかわりで得た情報を病棟に伝え、外来と病棟の連携を図り継続看護を実施する。

入院スタッフ（認知症治療病棟）

- 施設で対応できるように、精神保健福祉士と連携しながら脱抑制行為の消失と生活の整備などの環境調整を行った。
- 脱抑制行為があったが制止できた。回避するため集中できる作業を探したところ、塗り絵は継続できるが発語は乏しかった。
- 一種の常同行動として主食（白ご飯）のみを食べていたので常同性を利用して、食事をする時の居場所を定めるようにした（他人が食べているものに手を出さないよう、自分の食事だけに集中できる環境をつくった）。食事量が少ないので、経腸栄養剤の使用を開始した。
- 言葉の理解が難しいためケアスタッフの呼びかけに応じられず、表情も乏しかったので行動パターンを把握するようにした。
- 朝8時に始まる幼児向けのTV番組を好んで観ていた。時計は理解ができるので、同じ時刻（だいたい40分：時計の針が8のところにきたら）活動するというパターンをつかんだ。
- 入院して1年目にフルボキサミンマレイン酸塩の服用を開始したところ抵抗することが減ったが、食事のときに白ご飯を噛んだあと吐き出したり、他の患者の食事を勝手に食べたりした。
- また行動範囲の広がりなどの変化が確認できたため、フルボキサミンマレイン酸塩を中止しパロキセチン10mgの服用を開始した。
- 昼寝をすることがあったが、活動するパターンもあった。しかし徐々にベッドに横たわることが多くなった。

- ティシュペーパーを食べることがあり、制止をしても止まらなかったのでやむを得ず一時的に隔離を行った。隔離後は軽減したので隔離を中止した。
- 便秘があったのでオリゴ糖、ポリカルボフィルカルシウムを服用。多量の排便後に自立神経症状によるふらつきが生じ転倒した。そのため、酸化マグネシウムと浣腸を継続しつつ、炭酸水素ナトリウム坐薬も用いて排便コントロールした。
- 自発性に乏しく一日をベッドで過ごすことが多くなってきた頃から、いつしか排泄誘導も自床でのオムツ交換になってしまった。
- ティッシュペーパーを食べる行為が再発したが、隔離をせずに環境調整をして見守ることでなんとかしのいだ。
- さまざまな施設に入所を断られて入院が長引くなか、生活パターンを壊さずに危険行為の内容とかかわり続けた。
- 退院に際して入院中のケア継続のために、入所施設スタッフと情報交換した。
▫ セルフケアを促すのが難しく、口腔ケアなどに早くから介入できない問題にどう対応すればよいかが課題である。
▫ 重度な脱抑制を社会的に問題の少ない行動に転換させるほうが優先されて、セルフケアがどうしても後回しになってしまった。入院時にはかなり進行していたので早期よりセルフケアレベルを保つ介入が必要である。
▫ 体格が大きいので抵抗されるとトイレ誘導にチャレンジするスタッフの負担が大きすぎる。
▫ トイレ誘導を確実に行うべき。
▫ 自発性の低下が出現するため排泄誘導が難しくなる。早期から排泄行動をスケジュール化できればよい。

入　所

ケアマネジャー
- 入所したので施設のケアマネジャーに変わった。

施設スタッフ
- 入所時に母親にも説明をしたいということで打診をした。
- 特別養護老人ホームのスタッフは全員が病気の特徴を理解していないため、なぜ一人きりでごはんを食べるのかがわからず、かわいそうだという意見もあった。
- 最初は「白いもの」しか食べられなかったが、他の人のところに歩いて行きお膳の中をのぞき込む姿が目撃されたため、ひょっとしたら...とスタッフがチャレンジしてみたところ自然に食べてもらえた。
- 疾患に詳しい主治医や認知症治療病棟のスタッフの助言を受けながら生活パターンを構築した。
- セルフケアを促すのが難しかった。
- 最期の頃は、転倒のリスクが高まった際にスタッフ間でケアの目標を見いだせない時もあった。
- 家族とのかかわりを持ってもらえるよう、毎月支払いに来る弟に日常生活やイベントでの様子などを話をするようにした。
- 終末期にも母親と会わせなくてよいのか、何度か弟と話をした。
- スタッフの中には、母親が実の息子の死に目に会えないのはとても悲しいことだから、弟と相談してなんとか会える機会をつくってほしいという者もいた。スタッフにも葛藤があったがキーパーソンの弟抜きに母親へ電話することはできなかった。
▫ セルフケアを促すことが難しいため、口腔ケアなどに早くから介入できない問題にどう対応すればよいのか。
▫ 入院中と同様、自発性がかなり低下しているこの時点で介入を始めるのは難しい。入所前のかかわりもしっかり確認する必要がある。特に清潔に関することが適切にサポートできなければ、のちのち感染症になりやすいため注意が必要である。

認知症専門医
- 主治医として定期的にフォローした。疾患の理解を深めるための助言も行った。
- 最期は施設スタッフ、施設の嘱託医と連携をとり看取りケアのフォローを実施した。
▫ 食事が食べられるようになった理由として、施設入所により生活の場が大きく変わったことが挙げられる。この病気の特徴から一度身についた習慣を変えるのは、環境をそっくり別のものに変えない限り難しい。たとえば家では1日にコーヒー牛乳を4リットルも飲んでた人が、入院後は全く欲しがらずに過ごしているようなこともある。同様に入院中は白いご飯しか食べなかった習慣が、いつもと違う場所で出された見慣れぬ食事がいつもと異なる手順で出されたことでリセットされ、また食べてみたらおいしかったので定着したことが考えられる。施設の食事が美味しかったというのは大きな要素である。

入院スタッフ（認知症治療病棟）
- 入院中は白いごはんしか食べなかったが、施設では普通に食事を摂っていると聞き、うれしい反面少なからずショックを受けた。
- ときどき施設と連絡を取り、必要に応じて助言を行った。

case **06**

性別：男性
年齢：**60代**
疾患：**脳血管性認知症（若年性）**

● **疾患について**

アルツハイマー型認知症に次いで多い認知症。脳梗塞や脳出血などによって脳の神経細胞が障害を受けることで発症する。

● **事例の概要**

・自身で若年性認知症に気づき受診した。本人主導で治療を進めていたため、家族介護者に陰性感情があった。

・経過が緩やかなため初期は知的レベルが高く、またスポーツ好きで非常に活動的でもあったことから、生活上の問題は少なかった。

・若年性認知症者を対象とした作業療法のグループワークに参加し、リーダー的存在となっていた。再就職も果たしたため、グループワークには徐々に参加しなくなった。

・ゆっくりとした経過のため、アミロイドイメージング検査を実施した結果、アルツハイマー型認知症から脳血管性認知症に診断が変更された。

・認知機能が徐々に低下して怒りっぽくなってきた。デイサービスには馴染んでいたが、家にいる時との態度に差があり、この先が不安になった家族がケアマネジャーに相談せず、小規模多機能施設に変更した。

・小規模多機能施設の受け入れ条件が本人の状態と合わなかった。

● **生活背景など**

機器メーカーの営業開発に携わり、勤務で海外出張もこなしていた。家族は妻と息子が二人いて、息子たちはすでに独立して暮らしていた。80代の母親が同居していた。糖尿病と脳梗塞、腰椎ヘルニアの既往歴があった。

● **チームで共有すべき大切なポイント**

・若年性の脳血管疾患型認知症の進行

・就労支援の方法

・病気になる前の家族関係が与える在宅ケアへの影響

・若年性認知症者の進行に伴う適切なサービス利用（対象となるグループ活動も含め）

・小規模多機能施設を利用する時の注意点

チームでのディスカッション

事例の特徴
・ゆっくりと進行している在宅ケア事例。
・症状が徐々に進行し、本人の自尊心も高い中でBPSDにどう対処するか。
・もともと関係がよくない夫婦の在宅ケアをどこまで継続できるか。

議論のポイント
・緩徐な経過だが、本人の自制が徐々に効かなくなってきて、家族の陰性感情もあり在宅ケア継続が困難な状況。
・これまでのかかわりや導入サービスをどう見直していくか。

焦点化された課題
・夫婦仲が悪く、家族の協力が危うい状況での在宅ケア。
・ほとんど進行せずに自発性の低下があり抑制が効かない人にどう対処すればよいか。

派生したテーマや課題
・成年後見人制度の使い方。
・「小規模多機能神話」をどう考えるか。
・典型的な脳血管性認知症とは。
・ソフトネグレクト（サービスなどは適切に利用するが、本人とは一言も口を利かなかったり、部屋に鍵をかけたりする状況）に対しチームでどう対処すべきか。
・ケアマネジャーやヘルパーなどの仕事の範囲について。本人を支援するために家族の事情にも介入していかなければならない場合、家族支援の加算がない現状で、十分なコミュニケーションをとるための体勢をどこまでとれるか。
・家族が「頼みやすいケアマネジャー」との関係が与える認知症者本人への影響。
・小規模多機能施設への移行でケアマネジャーは変わるべきではない。

case 06：男性・60代／脳血管性認知症（若年性）　97

case06 ｜ 男性・60代／脳血管性認知症（若年性）

発　症 ▶	診　断 ▶	セカンドオピニオン ▶	若年性認知症の集団作業療法 ▶
発症〜3年	発症後3年〜		発症後4年

●本人（発症〜3年）
- 運動中に倒れ額を負傷。病院でのMRI検査で脳に微小脳梗塞を認めた。
- その後は年1回検診を受診。抗血小板薬を処方されたが腸の出血があり中止。
- 3年後の夏頃から、穏やかだった人柄に変化がみられ始めた。突然怒り出すことがあるが本人に自覚なし。物忘れは自覚しており、周囲からはそれでイライラしているように見えた。
- 受診したが、変化はないという診断を受けた。
- 会社で「客からもクレームがきている」などと言われ、退職した。
- 再雇用の話があったが、心配になり自ら受診した。

●本人（発症後3年〜）
- 脳SPECT検査で、左頭頂葉と前頭葉基底核の血流低下を指摘された。
- 認知機能検査（MMSE）は29/30。アルツハイマー型認知症の可能性を指摘された。
- 本人だけで受診したため、主治医から家族（妻）も連れてくるように言われて受診した。
- 再就職した。

●家族（妻）
- 本人からなんの相談もなく、初診の後に受診に連れていかれた。そのような本人の態度に納得していなかった。
- この頃から夫婦仲がよくなかった。

●本人（セカンドオピニオン）
- 服薬治療を開始した。
- 脳梗塞で一時的に市内の総合病院へ入院するが、ドネペジルの服用で気分がすっきりした。
- 海外出張に出かけ、仕事や趣味にも積極的だった。
- 夏にスポーツジムで倒れ、市内の総合病院に再入院。
- 神経調節性失神と診断され薬物療法かペースメーカー使用の検討を告げられた。
- 起業の話があり責任を引き受けられるか気になり、セカンドオピニオンを希望。市内の総合病院を受診した。
- アルツハイマー型認知症と診断。認知機能検査（HDS-R）26点、MRI検査で左側頭葉の萎縮がみられた。

●家族（妻）
- 仕事への不安があり、認知症疾患医療センターの精神保健福祉士に失業保険のことなどを相談した。

●本人（発症後4年）
- 週に1回、若年性認知症の集団作業療法へ積極的に参加した。
- 当初はよく話し精力的に活動していた。
- 外来の集団作業療法では認知機能がかなり保たれていることから、さまざまな活動をリーダー的に指揮して楽しそうだった。

●家族（妻）
- 集団作業療法のグループには家族の集まりもあるが、1回も参加しなかった。

医療とサービス

鑑別診断	一時入院／セカンドオピニオン／薬物治療	外来集団作業療法（週1回）／薬物治療

かかわる職種

ケアマネジャー			
デイサービス／ショートステイ			
リハビリテーション			
地域包括支援センター	地域包括支援センター		
訪問看護師			
認知症専門医	認知症専門医	認知症専門医	認知症専門医
精神保健福祉士（認知症疾患医療センター）		精神保健福祉士（認知症疾患医療センター）	
外来看護師（認知症疾患医療センター）	外来看護師（認知症疾患医療センター）	外来看護師（認知症疾患医療センター）	外来看護師（認知症疾患医療センター）
一般病院		一般病院	
保健師		保健師	
p.100 ▶	p.100 ▶	p.101 ▶	p.102 ▶

診断名の変更 ▶	自発性低下・要介護1 ▶	デイサービス開始 ▶	小規模多機能施設
発症後6年	発症後8年	発症後9年	

● 本人
- 認知症疾患医療センターの定期受診で、アルツハイマー型認知症よりも脳血管性認知症の可能性を指摘された。
- 検査ではアミロイドイメージングが陰性で、脳血管性認知症の診断を受けた。
- 初診から1年5カ月後、中学校で理科を教えるため、若年性認知症の作業療法のグループには参加できなくなった。
- その後（初診から4年まで）状態は安定し教師の仕事も続けていた。夏・冬休みには作業療法グループにも参加していた。
- 友人とテニス・スクールを設立する話があった。

● 本人
- 夏頃より、自発性の低下がみられ、外出もせずテレビばかり見ていた。
- 友人と設立するはずだったテニススクールの話もしなくなった。
- 家族が脳梗塞の再発を心配して他の病院に転院を希望したが、状態に変化はなく本人の希望により、そのまま認知症疾患医療センターにて継続フォローした。

● 家族
- 子どものための財産管理など、家族で成年後見人を立てるかどうかの話し合いが行われたが、結局使うことはしなかった。
- 妻は本人に対して陰性感情を抱いており、専門医に対して「主人が本当に嫌だ」と漏らしていた。

● 本人
- 週に5回（月～金）、半日～1日の運動系デイサービスに通い始めたため、外来の集団作業療法グループに参加しなくなった。
- この頃の認知機能検査（MMSE）は、21/30。やや認知機能は低下しているがセルフケアはできており、自発性の低下と抑制が効かないという症状があった。
- やがて週6回（月～土）のデイサービスに通うようになる。この頃より夜間にゴソゴソすることがあった。
- 動作が緩慢で、デイサービスのない日は着替えもしない日が増えた。
- 妻に対し怒りっぽく介護の拒否がみられた。

● 家族（妻）
- 介護が本人に拒否された。

● 本人
- 小規模多機能施設で買い物にいくプランを立てるが、自制が効かなくなり1回に1万円近く使った。常にお金を欲しがり、夜にも昼間に買い物をした同じコンビニへ行くようになった。
- 施設では介護度が高い人もいて不機嫌だった。
- 早朝に施設へ行き夕食を摂って帰るという長い時間のサービスを利用していた。
- 妻が本人と一緒にいたくないため入院も検討するが、本人は拒否した。

● 家族（妻）
- どこに相談もなく、夜も預けられる小規模多機能型居宅介護に変更した。
- 運動量が減ることを懸念し施設のケアマネジャーに買い物などのプランを提案。
- 本人は糖尿病で、家だと間食するため長い時間を施設で滞在させていた。妻の気持ちは複雑だった。

医療とサービス

薬物治療／診断の変更／外来集団作業療法	要介護1／・成年後見人を検討・ケアマネジャーがかかわり始める／薬物治療／外来集団作業療法	薬物治療／・デイサービス（週4回、半～1日）→その後デイサービス（週5回）	・薬物治療 ・小規模多機能施設 ・ケアマネジャーの変更

かかわる職種

	ケアマネジャー	ケアマネジャー	ケアマネジャー
		デイサービス	デイサービス／ショートステイ*
		リハビリテーション	*（小規模多機能型居宅介護）
			地域包括支援センター

認知症専門医	認知症専門医	認知症専門医	認知症専門医
精神保健福祉士（認知症疾患医療センター）	精神保健福祉士（認知症疾患医療センター）	外来看護師（認知症疾患医療センター）	外来看護師（認知症疾患医療センター）
	外来看護師（認知症疾患医療センター）		

p.102 ▶	p.102 ▶	p.103 ▶	p.104 ▶

case 06：男性・60代／脳血管性認知症（若年性）

発 症

精神保健福祉士（認知症疾患医療センター）
- 本人から予約を受け付けた。
- 家族が周知しているかどうかの確認や、受診の際に同席してほしいことを伝える必要がある。

一般病院
- 倒れた際のMRI検査で微小脳梗塞を指摘した。
- 年に一度の検診を受けるようになった。抗血小板薬を処方したが、腸からの出血があり中止した。
- 3年後、イライラなどの症状があったためMRI検査を行ったが、以前から変化はなかった。
- 以前からMRI検査に変化がなくても、日常生活の変化を勘案し認知症専門医を紹介する必要がある。

保健師
- この時点での介入はなかった。
- 本人や家族、関係者が相談できる若年性認知症の相談体制を整備する必要がある。退職せざるを得なくなった状況などを一人で抱え込むのは多くの若年性認知症に共通する課題。このケースの場合、本人が退職する前に就労支援を受けていれば退職せずに継続して働けた可能性がある。
- 自身のことや周りへの適応ができにくいことで苛立つのは自然な心理であることも理解したうえで、本人と一緒に対処方法を考えていくことが必要。

> **家族介護経験者のコメント**　自分で病気に気づき自身で対処してしまっているため、妻にしてみれば頼りにされていなかったのがわかりショックだったのではないかと思います。

診 断

地域包括支援センター
- この時点での介入はなかった。
- 若年性認知症を地域包括支援センターでフォローすべきという意見もあり、地域包括ケアを行ううえで今後は年齢の線引きは不要になってくるだろう。
- 高齢者でなくとも相談を受ける体制があれば、早い段階から医療と連携し家族への支援も含めた理想的なサポートができる。地域包括支援センターはそれが可能な組織であるが、業務の集中を避けるための整理も必要である。
- 会社での仕事ぶりが変化し周りが気づき始めているが、周りのほうが若年性認知症を理解や知識がない。若年の方は職場で「あれ？」と気づくことが多いと思うので、企業の中で認知症に対する理解や知識を得る機会があればいいと思う。
- 就労支援ができるようにコーディネートすべき。再雇用に向けた活動への助言も必要であった。

認知症専門医
- 脳SPECT検査で左頭頂葉、前頭葉基底核の血流低下を指摘した。
- 認知機能検査（MMSE）29/30
- アルツハイマー型認知症の可能性を否定できなかった。
- 本人だけで受診したため、妻にも同行してもらい病状説明を行った。
- 認知症の鑑別診断を行う際は、本人の日頃の様子をよく知る人からも日常生活での変化がないか聴取する必要がある。

外来看護師（認知症疾患医療センター）
- この時点での介入はなかった。
- 本人がいないところで、家族に本人の人となりや自宅での様子、家族の不安などについて傾聴する機会をもつ。

家族介護経験者のコメント　本人は自分でどうにかしようと思ったのではないでしょうか。しかし妻はこれから先のことなどを一緒に考えたかったのかもしれません。本人は「なんとかなるかもしれない」「妻に迷惑をかけたくない」と考えて、それが結果として妻にとってよくなかったのでしょう。

セカンドオピニオン

認知症専門医
- 薬剤は、抑肝散とドネペジルの処方を開始した。
- 治療に本人の意向を反映できるように話を聞く。

精神保健福祉士（認知症疾患医療センター）
- 妻から相談を受け、失業保険などの相談を受け、一通りの説明をした。
- 診断後の本人・家族の不安に対し心理的な支援を行い、現実的に対応可能な社会資源がないかアセスメントする必要がある。

外来看護師（認知症疾患医療センター）
- この時点での介入はなかった。
- 受診時に妻が不安に感じていることをしっかりと聴き、心理的な支援を行う必要がある。

一般病院
- 脳梗塞で一時的に入院。さらに夏に運動中に倒れた際に受け入れ、神経調節性失神と診断。
- 薬物療法もしくはペースメーカーの使用も考慮するように助言をした。
- その後セカンドオピニオンとして別の病院を受診、診断はアルツハイマー型認知症。長谷川式簡易知能検査（HDS-R）26点、MRI検査で左側頭葉の萎縮がみられたとのこと。
- 診断がついた時点で必要なサービスにつなぐことができるように、相談窓口などの紹介をする必要がある。

保健師
- この時点での介入はなかった。
- 本人なりに疾患を受容して前向きに生きようと努力している姿が伺われる。これを支持し、これまでの暮らしが維持できるように周りに働きかけたり新たな活動の場をつくっていく必要がある。
- 若年性認知症の場合、配偶者は経済的なことや夫婦関係の変化、子どもへの影響など家庭内の問題に直面するため家族支援が欠かせない。家族の孤独感を和らげたり制度を上手に活用するためには、若年性認知症の家族交流会への参加を促したり、会の立ち上げや運営支援を行うのも保健師の役割である。

家族介護経験者のコメント　妻は今後の生活について経済的な見通しに不安があり、また夫が自分に相談もなく病院にかかるなどして家族の問題を夫婦で共有できなかったことに問題があります。普段からコミュニケーションが希薄だったのかもしれません。本人の知的レベルが高いため「自分で何とかできる」と思われたのか、プライドから誰にも相談できなかったのか、妻に余裕があればそうした本人の気持ちを理解できたかもしれません。こうした夫婦関係には立ち入れませんが、本人に「奥さまにもっと早く相談できたらよかったですね」と話したり、妻側の不満を聴けるようなサポートがあればよかったでしょう。配偶者が一切を引き受けて子どもを巻き込まないことがよくありますが、やはり家族皆での話合いを早期にしていったほうがいいと思います。妻の不満を皆で聴くだけでもよく、家族の目標を決めそれぞれがその目標に向かって進めていけるといいでしょう。

case 06：男性・60代／脳血管性認知症（若年性）

若年性認知症の集団作業療法

認知症専門医
- 若年性認知症のため、同じような年代の人がいる外来の集団作業療法（週に1回）を勧めた。

外来看護師（認知症疾患医療センター）
- 外来の集団作業療法では認知機能がかなり保たれていることから、さまざまな活動をリーダー的に指揮して楽しそうだった。
- 外来の集団作業療法の家族会に参加することはなかったが、参加を促したり受診時の様子を手紙で知らせていた。直接具体的に伝える機会があればよかった。

診断名の変更

認知症専門医
- 認知症疾患医療センターの定期受診で、年齢的にもかなり進行が遅いためアルツハイマー型認知症よりも脳血管性認知症の可能性があると再考した。脳血管性であれば経過が異なり必要なサポートも変わるため、アミロイドイメージングを勧めた。
- 他の専門病院に紹介してアミロイドイメージングを行ったところ陰性であり、脳血管性認知症と診断された。
- 一度行った診断も、経過の中で疑問が生じた場合は再考する必要がある。

精神保健福祉士（認知症疾患医療センター）
- 介護保険について説明した。

> **家族介護経験者のコメント**　やはり、本人から妻への相談などのアプローチが希薄だったことが原因で、夫婦の溝が深くなってしまっています。

自発性低下・要介護1

ケアマネジャー
- 介入を開始した。
- 要介護1になったのを機に訪問看護の導入を考えてもよかった。妻や家族とは違う他人がかかわることのメリットを考えると、早い時期から看護師が訪問することも効果的だと考える。妻の思いを聴いたり本人の頭の体操など刺激を与える試みもできたであろう。
- 看護師が2週間に1回でも介入すれば、家族の不安も軽減することができる。
- 脳梗塞の再発予防には身体観察や日常生活の見直しが必要である。また家族の思いを吐き出す機会にもなるため、訪問看護の導入を考える。
- 夫に対する陰性感情の原因を探るべく妻との関係を構築していく段階で、今後のサービス調整において生活歴を中心としたアセスメントが重要と考える。

認知症専門医
- 家族が脳梗塞の再発を心配して他の病院に転院を希望していたが、状態に変化はなく本人が現在の治療を希望していたため、そのまま認知症疾患医療センターにて継続フォローした。
- 診察時に本人と妻が別々に来ることがあり、妻は夫を非常に嫌がっている様子だったため、ネグレクトに至らないか注意した。
- 認知症の発症前からの家族関係や夫婦関係を考慮して治療を進めていく必要がある。

精神保健福祉士（認知症疾患医療センター）
- 要介護1の認定が下り、介護サービスの導入とケアマネジャーの選定について相談しながら進めていった。

外来看護師（認知症疾患医療センター）
- 脳血管性認知症は自発性低下になり易く、もともと活動性が高いので、運動系のデイサービスを毎日利用して残存機能の維持が重要とケアマネジャー、妻に話す機会があればよかった。
- 本人の趣味や意向を考え、本人に合う施設を勧めるためにもさまざまな特性をもつ施設を把握しておく。

> **家族介護経験者のコメント**　若年性認知症で成年後見制度を使うのは難しいと思います。本人の財産を妻や子どものために使うことはできません。難しい問題ですが、本人が生きていればそのままにしておくのでもよいと思います。（ただケースバイケースなので専門家（司法書士など）に相談すべきです。）

デイサービス開始

ケアマネジャー
- 運動系デイサービスのプランを立てた。
- 若干昼夜逆転であるため、デイでの活動量が不足している可能性があったため、リハビリなどの運動系の活動やインフォーマルサポートなどを使って本人の生活リズムを整える必要もあった。

デイサービス
- 週に5回（月〜金）、半日〜1日のデイサービスを開始した。
- 1年ほど経過した後、週に6回（月〜土）のデイサービスに変更した。

リハビリテーション
- この時点での介入はなかった。
- 介助の必要もなく経過しているため、運動系のリハビリをさらに充実させる必要がある。
- ○作業療法
- 運動系デイサービスに通うようになった際に、それまで外来の集団作業療法で重要視されてきた点が配慮されるべき。ジムに通い、テニススクールの立ち上げも考えるほどなので運動が嫌いでないことは想像がつく。
- リーダー的に参加していた外来の集団作業療法グループでの役割への配慮も必要である。自発性が低下してはいるものの本人にとって意義ある活動と役割づくりは非常に重要である。以前はどういう環境下でどのように自分らしさを発揮していたのかアセスメントし、運動系の活動にかけ合わせていく必要がある。

認知症専門医
- ケアマネジャーとの細かな連絡の取り合いはなかったが、デイサービスは毎日利用してもらっていることを確認できた。
- 糖尿病もあり、脳血管性認知症の典型的な症状である自発性の低下に対しては運動が効果的であることから、本人が元々活動的な性格であることも含めて、運動系のデイサービスが適切であると考えた。

外来看護師
- この時点での介入はなかった。
- ケアマネジャーからデイサービスの内容や参加状況、妻の不安や気持ちを聴くなど情報交換する機会があるとよい。

> **家族介護経験者のコメント**　妻の介護を拒否していた理由は、それまでの妻の態度から本人の介護を嫌がっていたことが伝わったからではないでしょうか。これまでの経過からか考えれば妻が悪かったわけではありません。本人もできるだけ自立したかったのですから仕方がありませんでした。本人に対して妻が笑顔でいられるように、もう少し周りのサポートができたのではないでしょうか。

小規模多機能施設

ケアマネジャー

- 小規模多機能に変更したため、ケアマネジャーも変更した。
- もともと活動的な性格なため運動系のデイサービスが有効だったのだが、家族の「長く一緒にいたくない」という気持ちが優先される形になった。施設では他の利用者の介護度と差があり本人は不満であった。
- 遅い時間までデイサービスで見てくれて、夜は泊まりもできると小規模多機能施設がメディアなどで肯定的に紹介されているが、このようなケースの場合に本当に適切な選択かどうかはわからない。
- これまでの生活状況や活動的な性格から、脳血管性認知症のために自発性が落ちている現在はなおさら活動を上げる必要があり、プラン内容を見直すべきである。これについて以前のケアマネジャーから上手く引き継いでおく必要がある。制度上しかたのないことだが、ケアマネジャーは途中で変わらないほうがよい。
- 入所してもらいたい一方で本人に対してうしろめたさもある家族の心理的なサポートを行うことも重要である。
- ソフトネグレクト（サービスもきちんと使い最低限の対応はするが、ほとんど話をしないなどの状態）につながる可能性があるため、家族への介入も必要と思われる。

デイサービス／ショートステイ（小規模多機能施設）

- 小規模多機能施設では妻の希望によって散歩兼買い物を実施した。
- これまでの生活状況や活動的な性格からみて、脳血管性認知症のために自発性が落ちている現在は、なおさら活動を上げる必要がある。
- 小規模多機能施設で本人の希望を叶えるようなデイサービスを使えるように、他の介護度の高い利用者とは異なる方法で介入してもらえるとよい。

地域包括支援センター

- この時点での介入はなかった。
- 介護度が低い場合、家族から小規模多機能施設を希望する例は少なくない。しかし本人が若年であったり介護度が低い場合は施設でのケア内容に不満を持つことも多い。家族の事情を考えると受け入れざるを得ない場合もあって難しい。
- 要介護1のため、ショートステイとデイサービスのどちらに比重を置くかが問題となる。家にいる間が長くなることを望まない家族には小規模多機能施設を利用するという選択肢が生じる。
- このケースの場合、ショートステイを使うほうが小規模多機能施設の宿泊サービスよりも安価なため、できれば夕方まで受け入れている運動系で毎日型のデイサービスなど、臨機応変に動けるところのほうがよいだろう。

認知症専門医

- 小規模多機能施設に入ることについて妻からは事前の相談がなかった。
- 診察室では本人の日常生活の様子（怒りっぽいなど）がわからないため、ケアマネジャーなどから情報を得たり家族とだけ話をしたりする必要がある。そのうえで、本人の活動性の高さを考慮したより充実したデイサービスなどを選ぶよう助言できるとよい。

外来看護師（認知症疾患医療センター）

- この時点での介入はなかった。
- 妻の思いだけを優先させるプランにならないよう、多職種合同カンファレンスで本人の疾患の特徴、現在の状態、残っている機能を維持させるためのプラン設定を話し合う機会を持てるとよい。
- 合同カンファレンスで、本人のプランと同時に妻へのサポートを誰がどのようにかかわるかを話し合う機会があるとよい。
- 妻のサポートを息子が可能かどうかに関する情報を得て、息子を巻き込んだ在宅支援について考える。

家族介護経験者のコメント 　若年者の場合は使うサービスが本人の症状の程度に合っていないことが多いため、やはり若年性の認知症に詳しい専門職と相談するほうがいいでしょう。

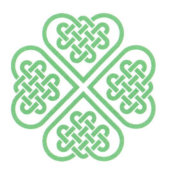

case 07

性別：男性
年齢：60代
疾患：アルツハイマー型認知症（若年性・膀胱がん）

● **疾患について**

アルツハイマー型認知症は進行性の脳疾患で、記憶や思考能力が徐々に障害され、最終的には日常生活の最も単純な作業を行う能力さえも失われる病気である。高齢者における認知症の最も一般的な病気である。

● **事例の概要**

・定年後に若年性アルツハイマー型認知症と診断される。「大酒豪」であったが認知機能の悪化やBPSDを惹起するため、初期から家族の協力もあり断酒に成功した。

・若年性のため、かかりつけ医から専門医療機関に紹介されて以降、両方の医師の間で良好な関係が継続した。

・診断後は若年性認知症の外来集団作業療法に参加。家族介護者も家族会で良好な人間関係を築いた。

・介護保険サービスだけでなくさまざまな民間療法も積極的に楽しんで試しており、家族会で知り合った人と外出する機会も多く、活動的であった。

・本人の希望で膀胱がんの手術をしたが、その後イレウスや脱水など身体状態はよくなかった。ストーマを造設したため介護は大変であったがBPSDの悪化は目立たず、在宅ケアが継続した。

・最期は病院であったが、家族も納得した選択であった。

● **生活背景など**

子どもは長男と長女がいる。妻と長女の三人暮らし。大学を卒業後、仕事のため海外渡航していたことがあった。若い頃から多飲酒だったが、アルツハイマー型認知症の診断後に禁酒した。

● **チームで共有すべき大切なポイント**

・若年性認知症の早期から終末期までの経過

・BPSDの目立った悪化がなく経過した事例

・民間療法の効果的な活用

・認知症ケアにおけるアルコール大量飲酒の影響

・介護生活を支える仲間の存在

・かかりつけ医を中心とした専門職者同士の連携

チームでのディスカッション

事例の特徴
- 若年で早期に判明したケース。
- BPSDが悪化しない。
- かかりつけ医がフォローしているため、身体疾患（ストーマの管理）があっても在宅で看ることができている。

議論のポイント
- かかりつけ医をベースにサポートができた理由はどこにあったのか。
- なぜBPSDが悪化しないのか。

焦点化された課題
- 妻の性格に支えられたケースであること。

派生したテーマや課題
- 妻を支えた娘や家族同士の交流、本人がやりたいことをやれた環境と経済力、医療スタッフの対応。
- 深刻に考えすぎない介護、ネガティブに陥らない考え方。
- 「最期をどこで迎えるか」ではなく、その時の環境による支援の重要性。
- 多飲酒にもかかわらずBPSDが悪化しなかった理由と周りの対応。
- 断酒するための方法。

case 07 | 男性・60代／アルツハイマー型認知症（若年性・膀胱がん）

発　症 ▶	診　断 ▶	在宅ケア・外来の集団作業療法 ▶
	発症後2年	発症後3年

発症

●本人
- 定年退職後「頭の回転が悪くなった」と症状を自覚しイライラすることが目立つようになった。徐々に周囲から見ても物忘れが感じられるようになり、住所変更などの手続きが一人でできなくなった。
- 若い頃から多飲酒だったが、ビールを1日700mL程度に減量した。物忘れは徐々に進行し、コンピュータの使い方がわからなくなったり、日常生活でも物忘れがみられるようになった。

診断

●本人
- 感情が不安定で、抑うつ気分や易怒性、自発性低下が顕著になったため、かかりつけ医の紹介で市内の認知症疾患医療センターを受診した。
- MRI検査：陳旧性微小脳梗塞、頭頂葉・側頭葉内側部の萎縮。
- 脳SPECT検査：側頭葉内側部、頭頂葉に広範囲の血流低下。
- 認知機能検査（ADAS）：11点。
- 初期の若年性アルツハイマー型認知症と診断され、ドネペジル5mgの服用を開始した。

在宅ケア・外来の集団作業療法

●本人
- 初診後はビールを1日350mLに減量し、診断から1年4カ月後には完全に断酒した。家には贈答品の酒が多かったが知り合いに譲った。
- 認知症疾患医療センターに併設されている初期若年性認知症を対象とした外来集団作業療法のグループ活動に楽しく参加した。
- 民間の音楽療法などにより、睡眠状態および精神症状が安定した。
- 診断から1年3カ月後にADASが改善し、そのまま下がらなかった。
- アミロイドイメージング検査の結果、アミロイド陽性だったため、アルツハイマー型認知症と確定した。

●家族（妻）
- 本人の断酒に家族全員で協力した。
- 外来集団作業療法のグループ活動の家族会で他の家族とのつながりもでき、皆で外出したり仲間同士で楽しくサポートし合いながら過ごした。
- 民間の音楽療法に熱心に参加した。
- ADASが改善したことから、家族はアルコール多飲歴による症状ではないかと疑い、アミロイドイメージング検査を希望した。

医療とサービス

鑑別診断／薬物治療	薬物治療／外来集団作業療法／民間音楽療法

かかわる職種

発症	診断	在宅ケア・外来の集団作業療法
ケアマネジャー	ケアマネジャー	
ヘルパー		
訪問看護師		
リハビリテーション		
かかりつけ医	かかりつけ医	かかりつけ医
地域包括支援センター		地域包括支援センター
認知症専門医	認知症専門医	認知症専門医
精神保健福祉士（認知症疾患医療センター）	精神保健福祉士（認知症疾患医療センター）	精神保健福祉士（認知症疾患医療センター）
外来看護師（認知症疾患医療センター）	外来看護師（認知症疾患医療センター）	外来看護師（認知症疾患医療センター）
一般病院		
保健師		保健師
	p.110 ▶	p.110 ▶

がん発覚・入院治療 ▶	退院後の在宅ケア ▶	終末期

発症後6年

● 本人
- 膀胱がん手術のため総合病院に入院。術後イレウスとなり小腸および膀胱ストーマを造設した。
- パウチが合わず痛みや食欲・意欲低下、昼夜逆転などがみられ認知機能も低下。BPSDは目立たなかった。
- ストーマ造設後1年。多量の下痢で脱水となり入院。週2回の点滴治療を受けた。
- この頃より外来の集団作業療法に参加しなくなった。

● 家族（妻）
- ストーマの処置は家族が対応。この状況を悲観せず周りに「何か付いたのよ〜」などと明るく語っていた。
- かかりつけ医や訪問看護との連携がよく、退院後のフォロー体制も整えた。
- 集団作業療法の家族会の仲間とは継続的にかかわりをもっていた。

● 本人
- 歩行困難で車椅子利用。食事のむせ込みあり。ストーマからの下痢で夜間交換時に覚醒し昼夜逆転。易怒性が少しみられた。
- 下痢が持続し食事量低下で脱水があった。
- 娘が用意したタブレット端末で囲碁を楽しみ、寝てばかりにはならなかった。
- 最期の迎え方に明確な意思はなかった。

● 家族（妻）
- かかりつけ医と連携しつつ認知症専門医へ家族受診していた（3カ月に1回）。
- 易怒性があったが「しんどいから当然。薬剤を使うほどでもない」と語った。
- 家族会で知り合った仲間と定期的に連絡を取った。
- かかりつけ医と最期について相談。点滴のみ行うことにした。

● 本人
- 肺炎を発症し、新しくできた医療センターに入院し、関連病院である療養型の病院に転院し死去。

● 家族（妻）
- 亡くなる直前まで自宅でケアしていたが、近所に新しい医療センターができたため一度利用してみることにした（自分が世話になることも念頭に見ておきたかった）。在宅での看取りではなかったが、一所懸命にやり尽くした感もあり、スタッフもとてもよくしてくれたので満足だった。
- 葬儀屋主催の終活セミナーにも参加したため葬儀の際の手配もスムーズだった。
- 本人の死後、専門医のところへ挨拶に行き「さあこれからは私の時間。先生に挨拶したら、この先はもう私の人生を確保するから…」とイキイキしていた。
- 「主人がこの病気にならなかったら、こんなふうに他のお友達とつながることもなかっただろうし、介護の本で勉強することもなかっただろうから、私自身が（認知症に）なっても大丈夫です。自分だったらこうしてほしいということを家族によく伝えているので、娘はたぶん楽だと思います」とのこと。最初から最後まで非常に前向きな人だった。

--- **医療とサービス** ---

手術のため入院／再入院	訪問看護にて週2回の点滴と、週1回の理学療法、週1回の訪問入浴、週2回の往診	訪問看護（週2回）／かかりつけ医の往診（月2回）／訪問リハビリテーション（週1回）／訪問入浴（週1回）

--- **かかわる職種** ---

ケアマネジャー	ケアマネジャー	
	ヘルパー	
訪問看護師	訪問看護師	
	リハビリテーション	
かかりつけ医	かかりつけ医	かかりつけ医
	認知症専門医	
外来看護師（認知症疾患医療センター）	外来看護師（認知症疾患医療センター）	
一般病院		一般病院
	保健師	

p.111 ▶	p.112 ▶	p.113 ▶

case07：男性・60代／アルツハイマー型認知症（若年性・膀胱がん）

診　断

ケアマネジャー

- 介護保険の申請後に担当した。
- 若年性のケースでもあるため、本人・家族の不安や困っていることにしっかりと寄り添い、少しでも安心してもらえるよう関係性を構築していく。
- 地域包括支援センターにもかかわりを働きかけ、情報提供してもらえる窓口を増やすことが重要。

かかりつけ医

- 若年のケースで今後の対応が重要であるため、認知症疾患医療センターを紹介した。
- 若年性認知症の人、BPSDが激しい人、アルツハイマー型認知症や脳血管性認知症以外の人は、かかりつけ医で診療を考えていくのは少し厳しいため、認知症疾患医療センターなどの専門医につなげる。
- 治療方針は専門医と共有し、適宜フォローしてもらいながら連携する必要がある。

認知症専門医

- かかりつけ医からの依頼を受けて認知症の鑑別診断を行った。
- MRI：陳旧性微小脳梗塞、頭頂葉・側頭葉内側部の萎縮
- 脳SPECT検査：側頭葉内側部、頭頂葉に広範囲の血流低下
- 認知機能検査：アルツハイマーアセスメントスケール（ADAS）11点
- 初期の若年性アルツハイマー型認知症と診断し、ドネペジル5mgの処方を開始した。
- 認知機能に悪影響があるため飲酒量を減らすか、やめることを検討するよう助言した。

精神保健福祉士（認知症疾患医療センター）

- かかりつけ医からの依頼状をもとに診察の手続きをとった。
- 介護保険の申請を行った。

外来看護師（認知症疾患医療センター）

- この時点での介入はなかった。
- バイタルサインの測定時や検査への同伴時に本人の行動や反応を観察しながら、本人と家族の気持ちや生活状態、困りごとなどの情報を専門医に情報提供する。
- 診断後に本人と家族の反応、不安な事柄などをしっかりと聴き、今後の支援体制を伝える。
- 介護サービス、若年性認知症の外来集団作業療法についての説明を行う。

> **家族介護経験者のコメント**　この家族は初期から家族一丸となって断酒したりするなど、皆が同じ方向を向いて楽しく暮らしていこうという目標があったようです。妻の性格もあっけらかんとしていて楽観的な雰囲気があったこともよかったでしょう。

在宅ケア・外来の集団作業療法

かかりつけ医

- 断酒の必要性は専門医とともにきちんと説明し、家族と協力した。
- 妻が熱心になっていた民間の音楽療法に対しては、嚥下機能が改善したり睡眠がよくなったと聞いていたため「効果があったわけではない」とするのではなく「そういう効果があるのだとしたら、続けたらどうですか」というスタンスで見守った。

地域包括支援センター

- この時点での介入はなかった。
- アルコール依存のケースは多く、在宅では自分で買いに行けるため断酒は非常に難しい。家族の協力と本人の決意が必要である。
- 地域ケア会議を開催することで、本人がアルコールを購入したり摂取しないよう地域で見守る体制をつくる。本人がよく行く店な

どにも協力してもらいたい。

認知症専門医

- ▪ 診断から1年3カ月後にアルツハイマーアセスメントスケール（ADAS）が11点から7点に改善し、認知機能の低下の進行が目立たないことから家族はアルコール多飲歴による症状ではないかと疑った。
- ▪ 昼間から飲酒する習慣のために認知機能が下がる可能性もあり厳しくやめることを勧めた（脱抑制によりBPSDが悪化するケースが多い）。
- ▪ アミロイドイメージングの検査を施行するがアミロイド陽性だった。アルツハイマー型認知症で確定した。
- ▪ 妻が熱心になっていた民間の音楽療法に対しては、特に何も言わずに見守った。
- ▫ アルコールが脳に悪影響を及ぼすことが意外に知られていない。しっかり説明すると断酒できる人も多いので、知識として提供する必要がある。

精神保健福祉士（認知症疾患医療センター）

- ▪ 外来の集団作業療法の際に家族から適宜制度のことなどを聞きサポートを行った。
- ▪ 妻が熱心になっていた民間の音楽療法に対しては、特に何も言わずに見守った。
- ▪ 若年性認知症の本人・家族グループに週1回参加し、社会資源の利用について適宜サポートを行った。

外来看護師（認知症疾患医療センター）

- ▪ 認知症疾患医療センターに併設されている初期若年性認知症を対象とした外来の集団作業療法グループ活動に週に1回参加。「知的で面白いキャラクター」として周囲に馴染み仲間と楽しむことができた。
- ▪ 妻が熱心になっていた民間の音楽療法に対しては、特に何も言わずに見守った。
- ▫ 外来受診時に生活状態や不安、困りごとなどをしっかりと聴き取り専門医に情報提供する。
- ▫ 外来の集団作業療法時の参加状況を家族に伝えて安心してもらう。

保健師

- ▪ この時点での介入はなかった。
- ▫ 社会資源を上手に利用できたケース。特にこの家族のように介護生活を自身の財産とまでしているような例は、経験を蓄積して家族支援の方法に役立てられるとよい。
- ▫ アルコール問題への対応として、健康な生活習慣につながる言動をサポートすることや、ポジティブなコミュニケーションの導入が効果的と言われている。このケースでは、外来の集団作業療法のグループ活動や民間の音楽療法に楽しく参加できるようサポートしたことと、家族全員で協力したことが奏功したと思われる。依存症の問題は本人のみならず家族や周囲を巻き込むため、地域の断酒会や専門病院で行われている家族教室など心理教育の場が必要である。

> **家族介護経験者のコメント**　アルコール依存症から認知症になる場合もあるため、今回のようにアミロイドイメージングを実施したのはよかったと思います。音楽療法を始めていますが、悪影響がなければよいのではないでしょうか。効果の有無はわかりませんが、薬をもすがる気持ちになることは理解できます。自身の経験では、怪しいサプリメントや〇×療法、宝石などの勧誘が本当に多くありました。利用するかしないかはその人次第であり、良いも悪いもないと思います。認知症では何が効果的かまだきちんとわかっていないことが多いのです。ただ、勧誘する者はその結果に対して責任を取るべきでしょう。

がん発覚・入院治療

ケアマネジャー

- ▪ 在宅ケアのため、身体管理に必要なプランを立案した。

訪問看護師

- ▪ 水分管理と排便コントロールおよびストーマ管理を実施した。
- ▪ 家族とかかりつけ医との連携はできていた。

case07：男性・60代／アルツハイマー型認知症（若年性・膀胱がん）

かかりつけ医

- 小腸の人工肛門であるため排便コントロールと脱水予防についてしっかり診る必要があり、精神状態との関連を専門医と共有・連携しながら診ていった。
- BPSDが目立たなかった理由として、訪問看護で身体的なところもまめに診てもらいながら、あとは妻がしっかりといろいろ見て、何かあったらすぐに連絡いただくという体制は取れていたことが考えられる。

外来看護師（認知症疾患医療センター）

- 身体疾患の治療のため、これまで続けていた外来の集団作業療法には来なくなったため、介入はなかった。

一般病院

- 膀胱がんの手術を受けるために総合病院で入院治療を行った。
- 膀胱がんの術後イレウスとなり、小腸ストーマと膀胱ストーマを造設。パウチが合わず痛みや食欲・意欲低下、昼夜逆転などがみられ、認知機能は低下した。
- ストーマ造設後1年を経過し、多量の下痢便による脱水のため入院し、週に2回の点滴治療を受けた。
- 週2回の点滴治療の際にストーマ看護外来で相談する。
- 障害者手帳など、申請ができる制度の紹介をする。
- ストーマが合わない場合には皮膚創傷の認定看護師と連携し、パウチの選択や皮膚処置などに対応し助言する。

> **家族介護経験者のコメント**　妻が前向きにかかわっており本当に素晴らしいですね。ストーマを付けるにあたり、ご苦労もあったと思いますが、この妻の姿勢は本人にも周りにも大変よい影響を与えたのではないでしょうか。つらいことがあっても楽しみながらできたのではないかと想像します。

退院後の在宅ケア

ケアマネジャー

- この時点での介入はなかった。
- 在宅に訪問する栄養士の中には、食事サービス全体をコーディネイトし、提供前から栄養指導を行ったうえで配食サービスをするNPO活動もある。その場合はおそらく訪問看護と同じように主治医の指示書がある。
- 治療食でなければ食事形態の指示書がないため、関係者で観察しながら進めることが多いが、定期的な栄養士による訪問を導入し、調理の工夫などが相談できる体制を整える。
- 主治医から家族に看取りの話があれば、終末期ケアを開始するための必要なサービスを調整していく。必要時には訪問看護特別指示書をかかりつけ医に依頼する。

ヘルパー

- この時点での介入はなかった。
- 治療食でなければ食事形態のとろみの具合は家族と言語聴覚士、訪問看護師とアセスメントしながら進める。

訪問看護師

- 下痢が持続し、食事量の低下による脱水があるため訪問看護にて介護サービスを行った。点滴を週に2回実施。
- 嚥下が困難な人の食事については訪問看護でも相談を受けることがある。市販のもののほか業者からサンプルを取り寄せてその人に合わせた食事形態のものを試みる。味に飽きないよう食べ慣れた自宅の料理をミキサーなどを使い、食べやすい形態にする。
- ストーマケアを行い、排泄物の性状などのコントロールができるようかかりつけ医と相談していく。
- 外来看護師から家族受診で得た情報を提供してもらう。
- 主治医から家族に看取りの話があれば終末期ケアを開始する。症状の変化などケアマネジャーと情報交換する。
- 介護保険サービスと医療保険サービスを併用して訪問看護を行う。
- 必要時に、かかりつけ医に訪問看護特別指示書を依頼する。

リハビリテーション

- 理学療法を週に1回行った。

○言語療法
- 嚥下リハビリを実施する。下痢や食事不振などがあるとリハビリテーションが進みにくい。脱水の水分管理と、嚥下食を注意して選ばなければ腸に負担がかかるため、食事形態のアドバイスも実施する。ある程度の食事が摂れるなら何らかの口腔機能の維持にアプローチする（看護を介して健康状態の把握に努めながら、食べられる物の検討と判断を行う必要がある）。
- 在宅での嚥下食はデパートやドラッグストアで調整した食事が販売されており、その人の機能に合わせたものを選び資料を渡すこともできる。また、自宅でつくる方法も紹介できるだろうが、家族介護者には負担が大きいのでお昼はデイサービスなどでつくってもらったものを食べるようにしたい。
- ある程度の疎通が可能であれば在宅での機能訓練も紹介する。難しい場合は食事形態や姿勢の調整と家族やヘルパーへのアドバイス、嚥下状態の確認がメインとなる。頻繁に介入する必要はないが、2カ月に1回もしくは1カ月に1回でも、言語聴覚士による訪問リハビリテーションの導入を検討してもらえるとよい。

○作業療法
- 外来の集団作業療法では家族同士の関係性も築かれていた（環境因子へのアプローチ）。このことが妻の前向きな心持ちやケアの姿勢に少なからず影響を与えていたと思われる。介護には直接・間接の応援団をつくることが重要であり、このケースでは作業療法での経験がその後の直接ケアでのかかわりの準備にもなったととらえることができるだろう。

○理学療法
- 立って歩くことを目標にするのではなく食事を摂るため、タブレットを利用するため、車椅子移動するためにも座位保持や移乗能力の維持に努める。

かかりつけ医
- 訪問診療を月に2回行った。
- 薬はすべてかかりつけ医から処方していた。
- 嚥下障害がみられ始めた頃、家族に対して看取りの話を切り出し、それに向けた体制をとるようにしていた。妻の意向は「点滴しかしない」ということだった。

認知症専門医
- 妻はかかりつけ医との連携も取りながら、専門医へ3カ月に1回相談に来ていた（家族受診という形）。
- 本人は少し怒りっぽくなっていたが、妻としてはしんどいのだから当然なので薬剤を使うほどでもないと言っていた。
- 家族受診は精神科の診療報酬が認められており、本人の前ではどうしても言えないことや妄想などの症状、家族の不安が大きい時などに使うことができる。

外来看護師（認知症疾患医療センター）
- この時点での介入はなかった。
- 家族受診の際に必要なら看護外来の形で、生活の状態や不安・困りごとをしっかりと聴き取り、ケアや心理支援を行う必要がある。
- 下痢が多量にある時には蓄尿バッグの使用や、嚥下状態に合わせた食事形態など、訪問看護師や言語聴覚士と情報交換し連携を図る必要がある（ただし、一般病院でのサポート体制を確認したうえで、必要な場合のみ行う）。

保健師
- この時点での介入はなかった
- 在宅での終末期で、言語療法士や栄養士を組み入れた支援体制が確保されるように働きかけるのが、行政で働く保健師の役割である。ケアパスの中に入れるとよい。

終末期

かかりつけ医
- 肺炎の治療をする際に入院するかどうかを妻に確認し、病院への紹介状を書いた。
- 予後予測は非常に難しいが、この場合は膀胱がんよりも認知症の進行が影響し飲み込みが悪くなってきたことが原因と考えられる。

case07：男性・60代／アルツハイマー型認知症（若年性・膀胱がん）

一般病院

- 新しい病院であったが、かかりつけ医からの紹介状で肺炎治療をした。入院期間が長引きそうだった際には療養病院に転院する手続きをとった。
- 今回はスタッフの対応がよく、家族も満足していたが、これまでの情報を共有してチームとしてかかわるという意識をもつことが大切である。

家族介護経験者のコメント　終末期に栄養の選択についてきちんと話をすることが重要です。このケースは最初から家族みんなで共有できる目標があったので、終末期でもそれがうまく反映されています。

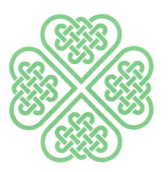

認知症をもつ人の家族のことば ②

認知症ケアの軌跡と、
家族介護者を支えたもの

case 07 のご家族

　夫が定年退職して9カ月、お正月でのこと。久しぶりに父親と囲碁をしていた息子いわく「お父さん、病院に行ったほうがいいよ」の一言からそれは始まりました。

　近くのお医者様から認知症専門医を紹介していただき、そこでの検査からアルツハイマーであることがわかりました。夫は「何かわからないけど、もやもやしていた。原因がわかってよかった」と言っておりました。大酒豪でしたので、まず週に2回お酒を抜くことから始め、1年後にはゼロにしてくれました。

　病院の外来で若年性認知症患者を対象とした集団作業療法[注1]と、家族会（毎週1回）に参加。そこでは医師をはじめ作業療法士さん、相談員（精神保健福祉士）さん、看護師さん、臨床心理士の方々が見守ってくださるなか、盛りだくさんの活動に取り組みました。その様子は家族のもとに手紙で知らせてくれて、同封されていた写真もからも夫が楽しんでいる様子にほっこりいたしました。

　家族会ではいろいろな情報交換などができ有意義なひと時でした。そこである家族の方から「オルゴール療法」の話を聞き、一緒に参加。毎週2回、オルゴールを聴いた帰り道はニコニコ顔でした。「毎日こうであればいい」と思いオルゴールを購入して一緒にいる私も穏やかに。また医療センターで音楽療法を行っていることを知り、毎週1回通院。道中の車内では1時間くらい歌を歌ったりオルゴールを聴いたり、また療法室での1時間もマンツーマン指

注1：公益財団法人浅香山病院で行われている、若年性認知症の外来患者を対象とした集団作業療法「ラフラフ」のこと。名称は、大ざっぱで（rough）笑いの絶えない（lough）場にしていこうとメンバー全員で決めた。若年性認知症をもつ人によるグループ活動で、作業療法士、臨床心理士、精神保健福祉士、看護師も参加して週に1回実施されている。

　活動内容は、数カ月ごとにメンバーみんなでやりたいことを相談し、卓球や火おこし、ケーキづくり、餅つき、陶芸などさまざまなことに取り組む。2時間程度の活動中、家族が待機できる部屋があり、そこで介護に関する制度などの情報交換が行われ、自然なかたちで家族会ができている。著者が書かれているとおり、ここでのピアサポートがご家族の大きな支えになっている。

導で、夫は大変楽しんでおりました。

　4カ月後のペーパーテストはパーフェクトとの結果で、いい方向に来ていることをうれしく思いました。病院からの帰りは庭園めぐり。梅、桜、アジサイ、季節ごとに家族ともども楽しみました。もう一つの家族とご一緒することで、かなり行動の範囲が広がりました。よき友との出会いに介護者同士が癒された貴重な日々でもありました。65歳になる前に病院で自立支援の手続きをしていただき、助かりました。認知症治療の1年半は専門医の先生をはじめ皆々様のおかげでいい方向に向かい、感謝の気持ちで一杯です。

　こんな穏やかな日々のなか、血尿から膀胱がんがわかり悪性のため手術。術後は立てなくなって腸閉塞となり、膀胱と小腸にストマ（180cm）を造設。私は「夫を死なせてなるものか」と4カ月間病院に泊り込み、オルゴールをかけ続けました。5カ月半の入院生活でしたが退院時に認知症の症状はみられなかったとのことでした。

　退院後は、かかりつけのお医者様とケアマネジャーさんの協力により、在宅医療、訪問看護（点滴）、リハビリ、入浴、歯科、を世話する方々に来ていただいて皆様大変優しくいろいろなことを教えてくださいました。日々の不安のなかで、どんなに助けられたことでしょう。レスパイト（2泊3日）なども利用して、小腸ストマ用の食事を出してくださったことに感動。これらはすべて介護保険に助けられました。

　友人たちの経験からもいろいろなアドバイスを受けました。フラワーエッセンス、整体、自然療法、酵素水、美味しい水、青汁……。よいと言われるこ

とは何でも試しました。日曜日、娘のいる時はストマの会、がん患者の会、オルゴール研修会などに参加。同じ病の方のお話を聞けて参考になることが多く、有意義な時間でした。また友人とのお茶、美術鑑賞、映画なども日々の介護の息抜きになりました。それは娘がいてくれたからこそできた貴重な時間でした。

　小腸のストマのため、2時間ごとに便の排泄が必要となり、パウチが漏れることも多くて夫ともどもつらい日々。入退院（脱水・肺炎）を繰り返し「私が先に逝ったらどうしよう」と思う、不安な気持ちがずっとありました。夫も歩けるようになりたいと頑張っておりましたが、だんだん体力もなくなり近くの総合病院へ。ここでの先生の優しさと献身に心を洗われる思いがいたしました。

　しばらくして転院。最期の時は、オルゴールの音とともに安らかで穏やかな眠りに。看護師さん曰く「長い間勤めているけれども、こんなに穏やかなお顔は初めて」。その言葉に救われる思いがしました。最後に温かな医療に恵まれて安堵いたしました。

　夫とともに闘い続けた4年半、かかりつけ医の先生に大変大変お世話になりました。在宅介護が可能になり、ケアマネジャーさんや看護師さんなど支えてくださった多くの皆々様に感謝の気持ちで一杯です。かけがえのない日々でした。

　いろいろなことがあった6年間。多くの方々に支えられ、助けられた毎日。さまざまなことをお教えいただき、多くのことを学びました。これらすべて夫からの大きなプレゼントになりました。

　皆々様のおかげと感謝いたしております。本当にありがとうございました。

case 08

性別：男性
年齢：80代
疾患：レビー小体型認知症

● **疾患について**

レビー小体という特殊なたんぱく質が蓄積することで脳神経細胞が壊され減少していく進行性の認知症である。記憶障害だけでなく、幻視や自律神経症状（便秘や起立性低血圧など）、パーキンソン症状などさまざまな症状が出現する（※ case 01 と同じ疾患だが、性別や経過が異なるケースである）。

● **事例の概要**

・家族が初期症状への対応を知らなかったため、薬剤性のせん妄などから本人に生じる暴力を助長することになってしまった。

・妻が本人から暴力を受けて骨折したため、本人は認知症治療病棟に入院した。

・退院を目指し、施設に試験外泊した際に転倒し、再入院となった。その後も症状のため転倒を繰り返すようになり、一時的に身体拘束せざるを得なかった。

・入院中はスタッフの努力で身体拘束をなくし徐々に回復していった。妻は自宅退院を考えるようになった。

・退院に向けたサポート体制の構築のため多職種カンファレンスを開催した。妻が高齢で介護力がなかったため、自分たちでショートステイの選択などが決められず、小規模多機能施設の選択となった。

● **生活背景など**

中学校を卒業し16歳で鉄道会社に就職し定年まで働いた。退職後は71歳まで石油会社に勤務。家族は妻と息子二人。人柄は勤勉で頼りがいのある人物であった。

● **チームで共有すべき大切なポイント**

・レビー小体型認知症の特徴と、初期の生活支援とサポート体制の構築

・レビー小体型認知症のリスクマネジメント

・在宅施設の選び方～小規模多機能施設

・認知症治療病棟退院時の多職種合同カンファレンス

・在宅ケアの限界

チームでのディスカッション

事例の特徴
- 薬剤性のせん妄
- 入院中に転倒し硬膜外血腫となる。レビー小体型認知症によくある症状で自立が難しいが、その間にサービスが利用可能になった
- かかりつけ医によるフォローができている。
- ケアマネジャーの存在感が薄い。

議論のポイント
- 問題は暴力のみであり、在宅でサポートが可能なケース。
- かかりつけ医と連携ができた理由はどこにあったか。
- 妻の介護力に限界があり、利用サービスの判断力も弱かったため、小規模多機能施設の利用をスムーズに提案できた。
- ケアマネジャーの存在感が希薄だが、在宅ケアがうまく継続できているのはなぜか。

焦点化された課題
- レビー小体型認知症の特徴。
- かかりつけ医との連携の重要性。
- デイサービスの専門性。
- 小規模多機能施設の利用。
- 外来ナースの重要性。

派生したテーマや課題
- このケースのように、かかりつけ医が認知症の診断の重要性を認識しているとは限らず、「認知症はどれも同じ」と思い自分で診断する人も少なくない。アルツハイマー型認知症や血管性認知症は自身で鑑別診断できても、その他の難しい症例やBPSDへの処方が困難なケースは専門病院に送るという役割を理解する必要がある。また、専門病院での診察は時間がかかるため、こうして早期に診断することも重要である。
- 早期よりレビー小体型認知症の特徴をとらえることを可能にした家庭環境への目配り。
- レビー小体型認知症のリスクマネジメント（せん妄、転倒、誤嚥）の難しさ、薬剤調整と早期のリハビリの重要性。
- デイサービスの専門性（理学療法士がいるなど）を知り、ケアマネジャーがアセスメントを手伝ってもらいながら選択する。
- デイケアサービスがきちんと機能していない。
- 在宅施設の選び方～小規模多機能施設。
- 認知症治療病棟が「収容施設」とならないためには、認知症治療病棟でのケア（看護）の内容を可視化する必要がある。
- 家族にサービスを勧める際の態度（家族の思いを理解したうえで勧められているか）。
- 認知症疾患医療センターにおける外来ナースの重要性。
- 在宅ケアの限界、責任の所在（本人の希望に沿うことで生じた事故など）、後見人の重要性と決定の難しさ。
- 本人にとって本当によい意思決定とは。家族の影響力をどう踏まえるか。
- 終末期への事前指示書のことを話すタイミング。とりわけ本人にどう伝えるか。

case 08：男性・80代／レビー小体型認知症

case 08 ｜男性・80代／レビー小体型認知症

発症と診断	▶ 在宅ケア（介護サービス導入）	▶ 入院～試験外泊～転倒～手術 ▶

発症後2年

●本人
- 物忘れを自覚。
- 1年後、人の名前が出てこない、眼鏡を置いた場所を忘れる、買い物にはメモが必要となった。
- 友人から指摘を受け、かかりつけ医に紹介された認知症疾患医療センターに受診。鑑別診断でアルツハイマー型認知症が疑われた。
- 診断2カ月頃から徐々に動作が緩慢になり、小刻み歩行、構音障害、幻視が出現。睡眠リズムも崩れ、かかりつけ医より認知症疾患センターを紹介された。
- 検査の結果、大脳皮質基底核変性症が疑われたが、その後レビー小体型認知症と診断された。
- 認知機能検査（HDS-R）22点。

●本人
- 認知症疾患医療センター受診後はデイサービスにも週2回通い、カラオケを楽しんだりしていた。
- 診断後1年ほど経過し、幻視とそれに伴う不安や恐怖心から興奮に至ることが増えた。
- 夜間、幻覚におびえて助けに入った妻を突き飛ばし、圧迫骨折させた。

●家族（妻）
- 診断後から1年後、幻視とそれに伴う不安や恐怖心から興奮に至ることが増え、負担が大きくなっていった。
- 夜間、幻覚に怯えていたため助けに入ったが、突き飛ばされて圧迫骨折した。

●本人
- 歩行はゆっくりではあるが、家では転倒したことなく嚥下にも問題はなかった。
- 排便コントロールのためオリゴ糖の摂取も行った。
- 睡眠薬としてラメルテオンを服用。ふらつき歩行はなかった。
- 施設への体験外泊の際に転倒してしまった。一旦ラメルテオンを中止。
- 歩行でのふらつきが強く、落ち着きがなく徘徊が目立つようになった（薬剤性のせん妄の疑い）。
- 転倒して前額部に擦過傷を負い、発熱もみられた。安静のために体幹の拘束を行った。
- 硬膜外血腫にてドレナージが必要となり、脳外科病院に転院となった。
- 手術後、MRSA陽性にて治療を受けた。
- 意思疎通は良好で、自分の病気を受け入れることは難しかったが理解はできるようになっていった。

●家族（妻）
- とても紳士的だった本人に突き飛ばされたことにショックを受けていた。
- 退院後に本人を自宅で看る自信がなく、施設入所を希望していた。

医療とサービス

鑑別診断	要介護1／デイサービス（週2回）	認知症治療病棟への入院／施設へ試験外泊／転倒予防による身体拘束／脳外科病院へ転院／せん妄の治療／薬物治療

かかわる職種

ケアマネジャー	ケアマネジャー	
デイサービス／小規模多機能施設	デイサービス	
リハビリテーション	リハビリテーション	
訪問看護師		
かかりつけ医	かかりつけ医	
地域包括支援センター		
施設スタッフ		施設スタッフ
認知症専門医	認知症専門医	認知症専門医
精神保健福祉士（認知症疾患医療センター）		精神保健福祉士（認知症疾患医療センター）
外来看護師（認知症疾患医療センター）	外来看護師（認知症疾患医療センター）	外来看護師（認知症疾患医療センター）
入院スタッフ（認知症治療病棟）		入院スタッフ（認知症専門病院）
一般病院（脳神経外科）		一般病院（脳神経外科）
保健師		保健師

p.122 ▶　　　　　　p.123 ▶　　　　　　p.124 ▶

再入院〜自宅へ退院 ▶	小規模多機能施設
	発症後4年

●本人

- 硬膜外血腫の手術後、認知症治療病棟へ再入院となった。
- 入院4日目に転倒し鼻骨を骨折した。歩行器の使用とヘッドギアの装着を勧められた。
- 薬剤はドネペジルを再開し、レボドパを服用した。
- 徐々に歩行と睡眠がともに安定し始めた。その後クエチアピンの服用も開始した。
- せん妄から回復する過程で意思疎通も改善。前回の入院時と同様、日々進行する自身の病気の受け入れは難しかったが、スタッフと話をするうちに落ち着きを取り戻していった。
- 試験外泊し、サービス調整によって自宅生活ができることを確認した。
- 意思疎通は良好で、自分の病気を受け入れることは難しかったが、理解はできるようになっていった。
- 精神保健福祉士の提案で、退院後は小規模多機能施設のデイサービスと宿泊を利用。

●家族（妻）

- 最初の入院当初は介護に不安を感じていたが「歩行が安定した状態なら自宅で大丈夫かもしれない」と話すようになっていた。
- 試験外泊の希望を出し、サービス調整で自宅生活ができることを確認した。

●本人

- 小規模多機能施設のデイサービスと宿泊を利用。週に1回の訪問看護と訪問介護、2週間に1回のかかりつけ医による往診が実施された。
- 小規模多機能施設の利用を開始し、週末と週の半ばで自宅に戻る生活を継続しており、非常に順調な経過である。

●家族

- 小規模多機能施設を利用しているため、本人は週末と週の半ばで自宅に戻る生活となり、妻は無理をせずに自宅での介護生活を送ることができている。

医療とサービス

身体拘束／退院時カンファレンス／退院／薬物治療	小規模多機能施設（デイサービスと宿泊）／訪問看護（週1回）／かかりつけ医の往診（週2回）／薬物治療

かかわる職種

ケアマネジャー	ケアマネジャー
デイサービス	小規模多機能施設
	訪問看護師
かかりつけ医	かかりつけ医
地域包括支援センター	
認知症専門医	認知症専門医
精神保健福祉士（認知症疾患医療センター）	
外来看護師（認知症疾患医療センター）	
入院スタッフ（認知症専門病院）	
	保健師
p.125 ▶	p.126 ▶

case 08：男性・80代／レビー小体型認知症　121

発症と診断

ケアマネジャー

- 認知症専門医による診断後、介護保険の利用を開始した。
- レビー小体型認知症の病状説明に対する、妻の理解度や対応方法を専門医と連携して確認していく必要がある。
- 低い介護度で必要なリハビリテーションなどの社会サポートについて精神保健福祉士や専門医から助言を得るべきである。
- ケアプランを立てる際は専門医などから病気の特徴を聞き、生活環境の確認を行い症状を引き起こさないように助言する必要がある。

かかりつけ医

- 内科系の疾患（前立腺肥大、内頸動脈狭窄症、胆石症、肝腎のう胞、顔面基底細胞がん）のフォロー中、徐々に動作が緩慢になり小刻み歩行、構音障害、幻視、睡眠リズムの崩れが生じたため、認知症疾患センターに紹介した。
- 診断内容を受けてフォローした。
- レビー小体型認知症の病状説明に対する、妻の理解度や対応方法を専門医と連携して確認していく必要がある。

認知症専門医

- かかりつけ医より紹介状を受け、鑑別診断のため診察した。
- 初回、認知機能検査（HDS-R）22点でレビー小体型認知症と診断。
- 介護保険導入を勧めた。
- レビー小体型認知症の病状説明に対する、妻の理解度や対応方法を専門医と連携して確認していく必要がある。
- レビー小体型認知症では視覚認知の問題が起こりやすいため、生活環境をチェックできるよう専門職（地域包括支援センター、ケアマネジャー、訪問看護師など）が自宅を訪問することが重要だと伝える必要がある。たとえばカーテンの模様やLED照明の影から錯視が起こることもある。同時に転倒しないような配慮も行う。

精神保健福祉士（認知症疾患医療センター）

- 本人と妻に、介護保険導入の手続きについて説明した。
- 介護保険サービスの導入とケアマネジャーの選定にあたり、疾患の特徴や症状への具体的対応方法、ケアプランの工夫などを専門職から説明し、今後医療職と介護職が連携できる体制整備を行うよう心掛ける必要がある。

外来看護師

- この時点での介入はなかった。
- レビー小体型認知症の特徴である幻視への対応や生活支援について、家族と本人そしてケアマネジャーにも専門医からの説明をフォローする形が取れるとよい。
- 診断後の妻の理解度に合わせて、疾患の特徴と転倒の高いリスク、幻視時などの具体的な対応方法を、家族とケアマネジャーに助言する。
- 専門医の指導を受けて、介護保険の申請と理学療法・言語療法・デイサービス早期導入の必要性をケアマネジャーに情報提供し、サービスの調整を依頼する。

保健師

- この時点での介入はなかった。
- レビー小体型認知症のケアにおいてリハビリテーションは重要性なので、少なくとも理学療法士が配置されているデイサービスがどこにあるかを家族や関係者に情報提供できるようにしておく。ケアパスの中に入れればよい。

> **家族介護経験者のコメント**　レビー小体型認知症は少し特殊な病気なので、本人の生活をできる限り長く続けるためにも早期から病気の知識やサポートが必要になります。家族、本人、専門職がともに学習をしていくことも大事です。

在宅ケア（介護サービス導入）

ケアマネジャー

- この時点での介入はなかった。
- 運動機能の障害が顕著な疾患であるため、先々のことを考えて早期よりリハビリテーションを取り入れることが重要である。そのため、デイケアかリハビリに力を入れているデイサービスを導入することも検討する。現状では機能訓練に力を入れているリハビリスタッフがいるデイサービスのほうが、生活支援のためのプログラムを組んでくれるところが多い。
- 外に出るためのサービスも重要であるが、この病気は家の中でのトラブルも多いため家庭内のサポートも考える。
- 早期から転倒防止を目的とした室内の家具の配置や歩行姿勢などのアドバイスを受けるため、作業療法士による訪問介護の導入や、手すりの設置、段差解消のアドバイスができる住環境コーディネーターなどを紹介する。
- 生活リハビリを中心としたデイサービスを選定することで、日常生活自体がリハビリになる。

デイサービス

- 週2回のデイサービス利用で、カラオケなどを楽しんでもらった。
- レビー小体型認知症の特徴を知り、妻とも日々の情報を共有して病気の理解を深めていく必要がある。
- リハビリスタッフのいるデイサービスであればなおよい。

リハビリテーション

- この時点での介入はなかった。
- 早期から機能訓練としてかかわる必要性がある。

○作業療法

- 運動機能の障害が明らかにみられるが、どのような機能が低下しているのか把握する必要がある。錐体外路系の運動障害なので単に筋力を上げればよいわけではなく、そこから今後困難になるであろう生活上の活動も推察される。
- 生活動作や活動の中に運動要素を取り入れたトレーニングメニューを提案する。目的や楽しさ、満足感などの情動要素を組み込むことで継続性を期待できる。

かかりつけ医

- この時点での介入はなかった。
- レビー小体型認知症であるため、病状説明に対して妻の理解度や対応方法を専門医と連携して確認していく必要がある。

認知症専門医

- 妻が圧迫骨折のために自宅での介護が難しくなり、精神症状の治療を目的に認知症治療病棟への入院を勧めた。

外来看護師（認知症疾患医療センター）

- この時点での介入はなかった。
- ケアマネジャーと連携し、本人の生活状態と妻の疲弊状況について診察前から情報を得て専門医に情報提供する。
- 運動機能の状態や具体的な生活上の困りごと、幻視内容を確認しながら、妻の疾患の理解度に合わせて対応方法の助言をする必要があった。
- 運動機能の障害や身体症状のある疾患であるため、早期よりリハビリのあるデイサービスの選択と日常生活での注意点やかかわり方についてケアマネジャーやデイサービスと連携を図る必要があった。

家族介護経験者のコメント　レビー小体型認知症は昼間と夜間とでかなり症状の出方が違いますが、妻が暴力を受けて負傷したのは夜間だったため回避は難しい状況でした。おそらく妻はかなり疲弊していたので、それを踏まえて家族の介護をあてにしすぎない在宅ケア体制が必要です。

case 08：男性・80代／レビー小体型認知症　123

入院～試験外泊～転倒～手術

施設スタッフ

- 体験外泊中に転倒した。
▫ 受け入れる際の注意点などを事前に病院と確認しておくべきである。

認知症専門医

- 入院当初の検査では、長谷川式簡易知能評価スケール（HDS-R）18点、MMSE 23/30。
- 入院中に昼夜のリズムと排便のコントロールが必要と考え、光療法や作業療法への参加、睡眠薬の調整を行った。
- 排便コントロールのためオリゴ糖を摂取するようにした。
- 睡眠薬としてラメルテオンを処方した。
- 施設への体験外泊を実施したが、外泊中に転倒。念のため睡眠薬を中止したが内科的疾患の処方薬もあり、薬剤性せん妄と思われる症状がみられた。ふらつきがあり転倒も再度起こったことから、やむを得ず一時的に身体拘束した。
- 硬膜下血腫が判明したため、手術のため脳外科に転院の手続きをとった。
- レビー小体型認知症は他の認知症に比べ、病気の初期から転倒の危険性が高いことを外泊先の施設職員へも伝えるべきである。

精神保健福祉士（認知症疾患医療センター）

- 退院後の施設への体験外泊の手続きをとった。
- 妻の精神的ショックに対してもかかわった。
▫ 病棟スタッフと協働し、レビー小体型認知症で転倒リスクがあることを踏まえ、体験外泊時の注意点などをしっかりと本人、家族、施設スタッフと共有しておくべきである。

外来看護師（認知症疾患医療センター）

- この時点での介入はなかった。
▫ 病態、疾患の特徴、入院までの経過、現在の状態をアセスメントし、高い転倒リスクに対してヘッドギアの準備など具体的なケア方法を情報提供するべきである。

入院スタッフ（認知症専門病院）

- 認知症のBPSDに対するクリニカルパスを使用した。
- 薬剤調整のモニタリングをしながら、生活リズムを整えられるように光療法と作業療法を実施した。
- 排便コントロールを実施した。
- 睡眠導入剤のモニタリングをしつつ、ふらつきがないかをチェックしていた。
- 施設への体験外泊での転倒後、せん妄も起こしており見守りが重要になってきた。安静が保てず再び転倒したため一時的に身体拘束し、できるだけ早く拘束が取れるようにカンファレンスを繰り返したが、硬膜下血腫のため転院となった。
- 手術から戻ってきた後も転倒のリスクが非常に高く、マンツーマンで一瞬も目を離さないよう見守りが必要だった。やむを得ず身体拘束をしなければならない際は本人の了承を得て行い、徐々に生活リズムと薬剤の調整を図って物理的拘束時間を減らすようにした。本人との意思疎通は良好であった。
- 自身で転倒を止められないなど不自由が増してきていることを理解していたため、本人の話をよく聴きながら必要以上に自尊心が低下しないようできるだけ話をするようにした。
▫ 精神保健福祉士と連携し、レビー小体型認知症で転倒リスクが高いことなどから、施設への体験外泊時の注意点を本人、家族、施設スタッフとしっかり共有しておくべきである。

一般病院（脳神経外科）

- レビー小体型認知症の患者に対する手術を受け入れるにあたり、せん妄の予防を行いながらかかわった。やむを得ず身体拘束を実施した。
▫ せん妄予防だけでなく、退院後の生活を見据えてADL低下の防止ができるようなかかわりを考える。

保健師

- この時点での介入はなかった。
▫ このケースから、医療（かかりつけ医・専門病院・精神科病院）の役割や連携のモデルを示すことができる。この水準を政策レベ

ルで高めるのは国や自治体の役割であり、行政にいる保健師も関与すべきである。

再入院〜自宅へ退院

ケアマネジャー
- 小規模多機能施設の利用のためケアマネジャーが変更になった。退院時の合同カンファレンスに参加し、病院の精神保健福祉士から退院後のサポート体制について情報提供を受けながらケアプランを組み立てた。

デイサービス
- 退院後に利用する小規模多機能施設のスタッフが、合同カンファレンスに参加した。

かかりつけ医
- 退院時の処方を専門医よりうけ、在宅サポート体制として、往診を2週間に1回することとした。

地域包括支援センター
- この時点での介入はなかった。
- この時点で地域包括支援センターがかかわれば、小規模多機能施設の利用でケアマネジャーが交代してもセンターの担当は変わらず、本人や家族に継続的な支援や助言ができる。

認知症専門医
- 入院4日目に転倒して鼻骨を骨折したため、歩行器の使用とヘッドギアの装着を勧めた。
- 薬剤はドネペジルを再開し、歩行の安定のためレボドパを処方。またクエチアピンの服用も開始した。
- 退院についての話し合いを何度も実施した。退院を無理には勧めなかったが、妻が試験外泊を希望したため自宅でのサポート体制を考えた。
- 妻の自信が少し出てきたものの年齢など介護力のことを考えると、経済的な余裕もあることから小規模多機能が最適と判断し、利用に向けた退院時の合同カンファレンスに参加した。
- 血圧が低下傾向のため、降圧剤を中止して経過を観察した。
- かかりつけ医に在宅でのフォロー体制について入院期間中の情報提供した。

精神保健福祉士（認知症疾患医療センター）
- 退院についての話し合いを何度も実施した。退院を無理には勧めなかったが、妻が試験外泊を希望したため自宅でのサポート体制を考えた。
- 家族に在宅ケアへの自信が出てきたこともあるが、妻の介護力を考えて在宅サポートがしやすく疾患の特性を継続してかかわってもらえるよう、主治医と家族と相談し小規模多機能施設を紹介した。
- どれだけのサービスを利用すれば在宅で介護ができそうか妻と綿密に相談し、再び家で怖い思いをすることで疲弊してしまわないよう、多めにサービスを入れて退院するようにした。今後再び入院するようなことになれば二度と家には帰れない可能性が高いため、退院を決めた妻の気持ちを大事にし上手く在宅生活を続けられるように考えた。
- 小規模多機能施設への退院に向け、ケアマネジャーなど関係者に連絡し、退院時の合同カンファレンスに参加した。

外来看護師（認知症疾患医療センター）
- この時点での介入はなかった。
- 退院時カンファレンスに参加し、施設を利用しながら在宅生活が継続できるように必要な介護サービスやかかわり方について情報を共有する。
- 進行に伴う予測できる症状についての対応方法を助言する。また家族にも日常生活での注意点を伝え、症状が出現した際に慌てないよう心づもりをしてもらう。
- 小規模多機能には看護職員が配置されているので、連携を取るためにも情報交換をする。

入院スタッフ（認知症専門病院）
- 認知症のBPSDに対するクリニカルパスを繰り返し使用して薬剤調整のモニタリングをしながら、生活リズムを整えられるように

case 08：男性・80代／レビー小体型認知症　125

光療法と作業療法を実施した。

- レビー小体型認知症の特徴としていきなり転倒する危険があるため注意して見守っていたが、再度転倒した。
- 錐体外路症状に対する処方のモニタリングをしながら、転倒に注意しつつ徐々に生活リズムを整えるようにかかわった。
- ここでも本人との対話を重視した。
- スタッフは「転倒リスクの高い患者」と受け止めていたため、幻視・幻聴への対応は中心的なものではなかった。
- 本人は人柄が非常に紳士的であったが、頑固な一面もありスタッフの心配に対して「大丈夫だから放っておいてほしい」と立腹したこともしばしばあった。転倒してはスタッフが後悔することの繰り返しだった。
- 夜間に頻尿があり自身で排尿することも失禁することもあった。夜間では転倒リスクがさらに高くなるため、観察を頻繁に行った。
- それでも転倒し体幹拘束を使用しなければならない状態となり非常に心苦しかった。身体拘束を解除するには睡眠を整える必要があるため、日中の排泄や活動も注目していかなければいけなかった。
- 退院時のカンファレンスを実施。病棟スタッフ・主治医・小規模多機能施設のケアマネジャーおよびスタッフ・家族・本人が参加し、退院後のケアスタッフのかかわりや自宅での介護について情報提供した。
- レビー小体型認知症の特徴とこれまでの状況を考えると、転倒を防ぐことが最重要であるが、いきなり意識を消失してしまうこともあり見守りは非常に難しい。転倒しないことを優先するとさまざまな形で行動制限をしなければならず、本人の自由度とのバランスが難しい。そのため、ある程度薬剤調整をしながら生活を整える必要がある。
- レビー小体型認知症の特徴をつかんだケアを退院後も継続するために、退院時の退院後にかかわるスタッフとの合同カンファレンスは重要である。

家族介護経験者のコメント　使える制度を活用して介護生活ができていることがよかったです。家族は最期まで自分で介護したいと思うものなので、それが実現する形になってよかったです。

小規模多機能施設

ケアマネジャー
- 訪問看護と連携して動いている。
- 進行していく症状とその先にある生活を見据えたサービスの導入を考える。

小規模多機能施設
- 小規模多機能施設の利用を開始。週末と週の半ばで自宅に戻る生活を送っている。
- 退院時に行われた合同カンファレンスの情報をもとにかかわった。

訪問看護師
- 週に1回の利用を開始した。
- 専門医から指示書が出ているため、かかりつけ医との連携が取りにくい。

かかりつけ医
- 専門医から入院の経過を知り、その後の在宅生活へのフォローを実施した。
- 退院すると元の高い血圧に戻ったため中止していた降圧薬を調節して追加した。
- 往診を2週間に1回行った。
- 専門医から指示書が出ているため、訪問看護との連携が取りにくい。
- 事前指示書（終末期の）について家族と本人と話すタイミングが難しい。
- 入院が長引いた認知症患者を引き継ぐ際に専門医療機関から伝えてほしい情報：
  ＊このケースのように現状の認知症の進行の度合いとBPSDの有無、あればどう対応すべきかなどの情報共有が重要。
  ＊今後再び専門医にかかる場合に備え、症状の目安や対応方法の指示もあるとよい。
  ＊チームとして日常生活におけるケアのサマリーも共有したい。

認知症専門医

- かかりつけ医と連携してフォローした。
- 訪問看護への指示書は専門医が書いていた。
- かかりつけ医から指示書が出せるようにするとよい。身体上の問題が予測できる場合には、かかりつけ医へ徐々に移行していく必要がある。

保健師

- この時点での介入はなかった。
- 小規模多機能施設にはリハビリテーション・スタッフの配置基準がないため、どう補うのかが課題である。必要に応じて訪問リハビリテーションが入れるような制度改正を考えるうえで、こうしたケースを蓄積して行政に反映できるよう動く必要がある。

case 09

性別：男性
年齢：70代
疾患：アルツハイマー型認知症

● **疾患について**

アルツハイマー型認知症は、進行性の脳疾患で、記憶や思考能力が徐々に障害され、最終的には日常生活の最も単純な作業を行う能力さえも失われる病気である。高齢者における認知症の最も一般的な病気である。（※ case 03・04 と同じであるが、BPSD が長引いたケースである）。

● **事例の概要**

・アルツハイマー型認知症と診断を受けた後のフォロー体制が万全ではなかった。BPSD が激しくなってきたため専門医療機関を受診した際、疲弊していた家族に適切な助言やサポートが行われなかったため、その後の対処がうまくいかず入院となった。

・認知症看護認定看護師によるコンサルテーションを受けた。

・BPSD が遷延してしまったため、受け入れ施設が見つからず入院期間が長期化した。

● **生活背景など**

高校卒業後に就職のため地方から大阪へ。62歳まで公務員を務め、その後発症するまで NPO の仕事に従事する。妻と長女、孫の四人暮らし。

● **チームで共有すべき大切なポイント**

・専門医療機関での診断後のフォロー体制

・医療へのかかり方

・外来看護のサポートの重要性

・BPSD が遷延した要因

・認知症治療病棟から退院するために必要なこと

チームでのディスカッション

事例の特徴

・専門医療機関の主治医の態度が悪く、家族と信頼関係が築けない。
・認知症看護認定看護師のコンサルテーションを利用した。
・在宅ケアが困難なため、認知症治療病棟の退院後は特養に入所した。

議論のポイント

・診断後のフォロー体制をどうすべきだったか。
・専門医療機関を受診した際はBPSDが最も激い状態であり、家族が疲弊していたにもかかわらず適切な助言がなかったため、適切に対処できず入院となったこと。

焦点化された課題

・専門医療機関における専門医の役割とは何か。

派生したテーマや課題

・専門医療機関の医師の役割と態度（患者と家族の受診目的を認識する必要性）
・診断と処方の後に続くサポート連携のため、専門医療機関の専門医とコメディカルが動く必要性。
・おむつの導入をどのように行うか
・暴力が激しくなってきた際のデイサービスの対応と相談体制をどうするか。現在は家族にクレームするか、ケアマネジャーに対応を拒否するしかない。
・専門医療機関やかかりつけ医でも、外来看護師が診察とその後のフォローにほとんど介入できていない現状を改善する必要性。
・外来看護師がほとんど診察をサポートできない現状の体制を見直す必要がある。医師がどんな人物であっても周りがサポートできるようなシステムを創ることが重要。たとえば情報シートなどを用いて最小限の生活情報を取れるようにする。外来受付や会計も含め、望ましい形の外来診察システムをつくる。
・外来でよりよいサポート体制をつくっておけば、対応がより困難なケースだけに絞って地域包括支援センターに任せられる。
・医療にかかるための自立した姿勢を患者側（国民全体）も持つべきである。医師への依存が大きすぎた従来型の医療のかかり方を見直す必要がある。
・患者会や家族会などの先輩が、医療のかかり方を指南するシステムがあればよい。
・医師だけでなく、チームメンバーが家族や本人と信頼関係が築けない場合には、他の職種で埋め合わせられるようにしておく。
・チームメンバーは、かかりつけ医や主治医の態度が望ましくなくても、一緒になってただ批判するのではなく、建設的な方向にもっていくことを考える。

case 09：男性・70代／アルツハイマー型認知症　129

case 09 | 男性・70代／アルツハイマー型認知症

発症〜診断 ▶	診断後 ▶	デイサービス導入 ▶	専門医療機関を受診 ▶
	発症後2年	発症後5年	

●本人
- 物忘れが出現し、かかりつけ医に受診した。
- ドネペジルの服用を開始。

●本人
- 行き慣れた場所で道に迷うようになり、運転免許を返上した。
- メマンチンの服用も開始。

●本人
- 介護サービス利用開始。
- 易怒性が現れ、妻や長女に対し「返事をしない」「態度が気に入らない」と、暴言や粗暴行為がみられるようになった。着替えを促すと脱いだ服を投げつけたり、食事の時に味噌汁をぶっかけたり、テーブルをひっくり返そうとしたりした。
- 一度怒り出すとなかなか収まらなかった。
- この頃よりデイサービスを利用し、本人は喜んで参加しているが自宅では感情の起伏が激しく、家族の対応が困難だった。
- このような状況が2カ月程度続いた。

●家族
- 妻や長女が暴言や粗暴行為を受けるようになった。
- 怒り続ける本人に対して妻は謝り続けた。

●本人
- 専門医療機関にて診察を受け薬剤を調整された。その後、同病院で受診した。

●家族
- 専門医療機関の受診後2カ月間、薬剤調整のフォロー中に、主治医の態度に納得できない家族が、精神保健福祉士に変更を希望した。
- 日常生活での助言がほしかったため、精神保健福祉士に認知症看護認定看護師のコンサルテーションを依頼した。

医療とサービス

診断／薬物治療	薬物治療	デイサービスの利用を開始／専門医を受診／薬物治療	精神保健福祉士と家族の希望で、認知症看護認定看護師のコンサルテーションを利用／デイサービスを増やしショートステイを利用／薬物治療

かかわる職種

ケアマネジャー		ケアマネジャー	ケアマネジャー
デイサービス		デイサービス	デイサービス
かかりつけ医	かかりつけ医	かかりつけ医	かかりつけ医
地域包括支援センター			
入所施設スタッフ			
専門医療機関の主治医			
精神保健福祉士（専門医療機関）			専門医療機関の主治医
外来看護師			精神保健福祉士（専門医療機関）
入院スタッフ（専門医療機関）			外来看護師（専門医療機関）
保健師			

| p.132 ▶ | p.132 ▶ | p.132 ▶ | p.133 ▶ |

130　第2章　疾患別典型10事例 〜 時系列チャート

ショートステイ開始 ▶	BPSD の悪化 ▶	入院～入所

発症後 6 年

● 本人

- 介護区分変更し、デイサービスとショートステイの利用を増やした。
- 専門医の処方でクエチアピン 25mg6 錠、抑肝散 7.5g、チアプリド 25mg3 錠を開始した。
- 易怒性が軽減した。

● 家族

- 認知症看護認定看護師によるコンサルテーションでの助言を受け、介護区分変更してデイサービスとショートステイの利用を増やすようケアマネジャーに相談し、実行した。
- 主治医の態度について申し入れをした 1 カ月後の診断でも、結局、専門医の態度は変わらなかった。
- 薬剤調整して本人の易怒性が軽減したため、転医を希望した。

● 本人

- 薬剤調整後しばらく易怒性が抑えられていたが、以前より尿失禁のため本人が利用していた紙パンツの交換に、介助が必要となった。交換時の介護抵抗が強く、家族に足蹴りしたり、唾を吐いたり、平手打ちをしたり「死ね、ぶっ殺す」などの暴言・粗暴行為が目立った。
- デイサービスでも、スタッフ三人がかりで対応し、「生傷が絶えない」状態。入浴もできていない。
- かかりつけ医から、おむつ交換の 1 時間前にチアプリド服用の指示があったが、易怒性は変わらなかった。
- かかりつけ医がチアプリドを増量したが、「外から悪い男が入ってくる」といった幻視、ふらつき、呂律の困難が出現したため減量した。
- 夜間は入眠でき食欲はあった。

● 家族

- 足蹴りされたり、唾を吐かれたり、平手打ちをされたり「死ね、ぶっ殺す」などの暴言・粗暴行為をひんぱんにうけていた。
- かかりつけ医から、おむつ交換の 1 時間前にチアプリド服用の指示があったが、易怒性は変わらなかった。
- かかりつけ医での薬剤調整が困難で専門医療機関を受診したいが、以前の「態度の悪い専門医療機関の医師」のこともあり躊躇していた。
- 専門医療機関の精神保健福祉士に、認知症看護認定看護師のコンサルテーションと受診相談を希望した。

● 本人

- 入院後も怒りっぽい状態が強く、スタッフが複数名で対応しなければいけなかった。
- しかし、徐々に活動性が落ちるとともに怒ることが激減した。身体合併症の検査をすべて行ったが原因はわからなかった。
- 退院後に入所した老健施設では、身体機能レベルが低下し全介助の状態で経過した。

● 家族

- 暴力を受けたことを考えると自宅で看ることができず、退院後の施設を精神保健福祉士と一緒に探すことになった。

医療とサービス

デイサービス（週に 5 日）／薬物治療	要介護 3 で、デイサービスを週に 5 回利用していた／転医	再受診し入院／施設に入所

かかわる職種

ケアマネジャー	ケアマネジャー	
デイサービス	デイサービス	
かかりつけ医	かかりつけ医	

		入所施設スタッフ
専門医療機関の主治医	専門医療機関の主治医	
精神保健福祉士（専門医療機関）		精神保健福祉士（専門医療機関）
外来看護師（認知症看護認定看護師）	外来看護師（認知症看護認定看護師）	外来看護師（認知症看護認定看護師）
		入院スタッフ（認知症治療病棟）
	保健師	

p.134 ▶	p.135 ▶	p.136 ▶

case 09：男性・70 代／アルツハイマー型認知症　131

発症～診断

かかりつけ医

- MRI で脳の萎縮、HDS-R11 点でアルツハイマー型認知症と診断。
- ドネペジルを処方した。
- 処方で終わらずにサポート体制についてもどこか（地域包括支援センターなど）につなぐようにするべきである。

地域包括支援センター

- この時点での介入はなかった。
- もしこの時期にかかわれると早期からサポート体制をとれる。日頃から医療機関との連携を図ることで医療機関にも選択肢として認識してもらえるようになる。
- 地域包括支援センターの存在について周知ができていれば、家族やその友人が相談に来ることもできる。家族だけで抱えこまずに専門職や地域住民と早期に支援チームを構築できる。

家族介護経験者のコメント　HDS-R11 点であることから、生活にはそれなりに支障が出ていたと思われ、家族がどうかかわっていたのかが気になります。かかりつけ医にはおそらく家族が連れて行ったのだと思いますが、その後もサービスの導入が遅れているため、かかりつけ医が地域包括支援センターなどに連絡してくれればよかったと思います。また、運転免許を返上した際に警察から理由を聞いてほしかったですが、そこまで期待するのは難しいことかもしれません。おそらくそこでも家族が手続きを行ったのだと想像すると、さまざまなことに直面し、なんとかしようと必死だったことが伺えます。利用できる制度の知識がない家族に対して、かかりつけ医がフォローをしてほしかったと思います。

診断後

かかりつけ医

- メマンチンを追加処方した。
- 症状が進行しているため、処方で終わらずサポート体制についてもどこかへつなぐようにする。

デイサービス導入

ケアマネジャー

- かかわりを持つようになり、デイサービスを導入した。
- 疲弊している妻の思いをしっかりと聴き、BPSD に対し専門医に受診するよう勧める。
- 専門機関との連携やサポート体制について、地域包括支援センターに相談していくことで、ケアマネジャーとしても安心して支援できる。

デイサービス

- デイサービスで受け入れるようになった。
- 特に問題はなかった。

かかりつけ医

- 自宅での BPSD が激しくなってきたため、専門医の受診を勧めた。

> **家族介護経験者のコメント** うまくサービスにつながったと思います。気になるのはここでの妻の態度です。それまでの関係性は
> わかりませんが、本人に謝り続けているのはよくないでしょう。混乱していても話ができるときもあります。謝ったほうが楽だか
> らそうなっているのかもしれませんが、そうした状況は介護での疲弊がもたらしているので、もっと家族支援が入るべきだと思い
> ます。ケアマネジャーがボランティアで対応している現状はよくありません。インフォーマルサービスで構わないので、きちんとし
> た体制をつくってほしいものです。

専門医に受診

ケアマネジャー
- 引き続きかかわった。
- BPSD が悪化していることに関し妻へのねぎらいも必要であるが、本人への医療のあり方と妻へのサポート体制を構築する必要が
  ある。

デイサービス
- 引き続き受け入れていた。
- デイサービスで BPSD がなくても、家庭では違うことはよくあるため適宜妻の様子も見たうえでケアマネジャーと連携すべき。

かかりつけ医
- 専門医より診察結果を受け取り、薬剤調整のモニタリングを実施した。

専門医療機関の主治医
- かかりつけ医からの紹介を受け診察した。
- 脳 CT 検査では側頭葉の内側に明らかな萎縮、脳室の拡大、前頭葉のラクナ梗塞、大脳白質の虚血変化を認めた。認知機能検査
  （MMSE）11 点時、場所の見当識、計算、遅延再生、復唱、口頭命令失点。
- 家族は易怒性についてのかかわり方を知りたかったが「それは私の範疇ではないので、薬なら処方できます」と言って薬剤調整を
  した。
- かかりつけ医に診察結果を返した。
- 受診後 2 カ月間、薬剤の調整をフォローした。
- 検査の説明はするが、それがどういうことなのか、どうすればよいのか具体的な説明を全く行わなかった。
- 診察中は本人の顔を見ることもなく、PC を打ち続けていた。
- 家族が日常生活の状態について話をしようとすると、多忙だと言って話を遮り怒ったりした。
- 家族からのクレームを受け、上司からの指導で態度を改めるとのことだった。
- 当然のことだが、治療者として疲弊して不安な状況にある本人と家族に対する態度を改めなければいけない。
- 主治医は診察の目的を認識しなければいけない。診断→症状アセスメント→処方だけでは不十分である。
- 家族には本人がどのような疾患と診断されかの説明と、現在の状態に治療も含めてどう対処すべきかの助言、今後の見通しについ
  て説明をする必要がある。
- 初診では説明できることが限られるため、鑑別だけに時間を充てるのではなく、家族がほしい情報を確認し、初診の中でどれだけ
  のことを助言するかを説明しなければならない。生活支援の方法などが説明できない場合は多職種に対して確実にバトンを渡すよ
  うにする。
- 診断し、処方するだけでは認知症への対応は不十分である。

精神保健福祉士（専門医療機関）
- かかりつけ医からの紹介を受け、専門医療機関の診察につないだ。
- フォロー期間中、家族から主治医の態度をめぐってクレームがあったため、主治医の上司に報告した。
- 受診相談から家族のサポートが必要と考え、家族の希望もあったことから日常生活での介護方法について、認知症看護認定看護師
  に助言を依頼した。
- 相談を受ける際、診察に対する家族の目的を把握して外来看護師などと共有しておくと、主治医がフォローしきれないところが上
  手くいく可能性が高い。

case 09：男性・70 代／アルツハイマー型認知症　**133**

- 家族のニーズを詳細に聞き、内容に応じて適切な医師に割り当てるようにする。

外来看護師（専門医療機関）

- この時点での介入はなかった。
- 認知症の外来診察時には、まず最初に本人と家族から日常生活上の困りごとを聴き取り、最小限の情報をシートにまとめる。主治医の診察やその後のフォロー体制でそれらの情報を活用できるようにする。
- 認知症の診断がついた場合は、特にその後のフォローが必要である。たとえば「先生から病気やかかわり方、介護サービスについての説明がありましたか？」と本人・家族に尋ね、医師からの説明がなければ病気の特徴やかかわり方をわかりやすい言葉で説明をしたり、介護サービスについて精神保健福祉士に相談するなどのフォローが必要であった。
- 初診ではおそらく血液検査や血圧測定を行うため、そこで必ず本人および家族の様子などを聞き、観察するようにし、どんなことで困っているかを確かめる。
- 本人と家族がどんな気持ちで専門医療機関に来ているかを推し量り、これからどうしたらいいかと感じている不安をできるだけ軽減して帰ってもらえるようにする。
- 介護保険の申請と介護サービスの調整について精神保健福祉士と情報共有する。

> **家族介護経験者のコメント**　医師もさまざまなので、家族が賢くならないといけません。診察時に医師に確認する事項について整理する必要があります。医師は万能ではないため相談員や外来看護師にも相談できるようになりましょう。　専門医を受診した時は事前に本人から知りたいことを聴いておき、まとめて伝えるようにすればスムーズに質問ができます。

ショートステイ開始

ケアマネジャー

- 介護区分変更し、デイサービスおよびショートステイの利用を開始した。
- 施設間で情報が共有できるように、各サービス事業所から情報収集を行う。
- 妻は行動力と発言力があるが、不安な気持ちでいっぱいの様子がうかがえる。そうした気持ちに寄り添いながら、医療機関への同行などで一緒に行動することが、少しでも安心材料になる。

デイサービス

- デイサービスに加えてショートステイを開始した。

かかりつけ医

- 専門医より薬剤調整の結果を聞き、その後フォローした。

認知症専門医

- クエチアピン25mg6錠、抑肝散7.5g、チアプリド25mg3錠処方したところ、易怒性が軽減した。
- 家族が専門医の態度について申し入れをした1カ月後の診断でも、結局、専門医の態度は変わらなかった。
- 主治医が交代した。

精神保健福祉士（専門医療機関）

- 家族から相談を受け、認知症看護認定看護師のコンサルテーションにつないだ。
- 生活上の困りごと、本人への対応の工夫などを具体的に助言するほか、家族の精神的サポートも重要な役割である。

外来看護師（認知症看護認定看護師）

- 精神保健福祉士から依頼を受け、コンサルテーションを実施した。
- 専門医からの説明内容と家族の思いをしっかり聴き取り、日常生活上の困りごとの確認、易怒性への対応方法について助言した。
- コンサルテーションで介護方法と介護区分を変更し、デイサービスとショートステイの利用を増やすことを助言した。
- 家族が専門医に伝えにくいことがらを、コンサルテーションで得た情報を介すかたちで専門医に提供した。

家族介護経験者のコメント　専門医を変えることは悪いわけではありませんが、変更前の処方が効いていないわけではないため、家族の考えだけで変えてしまうのはよくありません。家族をサポートする人がきちんと最初からいれば変えずに済んだと思います。周囲の人々が医師に対してかなり気を遣っていますが、外来看護師などが家族や本人、医師それぞれの状況をきちんと見たうえで、医師にも適切な対応を助言できるようになってほしいです。

BPSDの悪化

ケアマネジャー
- デイサービスから対応が困難であることの相談を受け、家族に連絡した。
- BPSDが強く、デイサービスでの対応が困難になった場合にサポート体制をどうするか。施設から直接家族にクレームが入ったり、ケアマネジャーを介して利用しないようにするところもあるが、ケアマネジャーは専門医か地域の保健師もしくは訪問看護師に相談すべき。
- オムツの導入時は、本人の自尊心が大きく傷つくことを予測して、慎重に対応するようヘルパーやデイスタッフ、認知症看護認定看護師などに相談する。

デイサービス
- オムツ交換時にスタッフ三人がかりで対応し、介護抵抗により生傷が絶えない状態だった。
- 入浴もできなかった。
- デイサービスへの参加は抵抗なく、パズルや新聞を読むことなどに集中することができている。
- BPSDが強く、デイサービスでの対応が困難になった場合にサポート体制をどうするか。施設から直接家族にクレームが入ったり、ケアマネジャーを介して利用しないようにするところもあるが、ケアマネジャーは専門医か地域の保健師もしくは訪問看護師に相談すべき。
- 利用開始時の情報シートには「本人が紙パンツの交換はしていたが、交換に介助が必要になった」という記載があった。本人には尿意があり、自ら始末をしたい気持ちと一定の処理能力があると推測される。また、デイサービス参加には抵抗がなく、パズルや新聞を読むことなどに集中できていたことからも、認知症の状態から「おむつ」が必要なレベルとは考えられない。したがって尿失禁ないしは尿もれを起こす原因として身体疾患にも目を向けるべきである。

かかりつけ医
- 家族からおむつ交換時の暴力がひどいと相談があり、交換する1時間前にチアプリドを服用するように伝えた。
- その後、チアプリドを増量したところ「外から悪い男が入ってくる」という幻視やふらつき、呂律困難が出現したため減量した。
- 排泄ケア時の暴力に対する薬剤調整が難しかった。

認知症専門医
- 再受診の結果、家族の疲労と本人の混乱を考慮して、入院しサポート体制を再構築する必要があると判断し、入院を勧めた。
- レビー小体型認知症は薬剤に対する過敏性が高いことを理解し、処方後の精神症状／運動機能の変化に細心の注意を払うようにするべきである。

外来看護師（認知症看護認定看護師）
- デイサービスのスタッフから排泄援助の対応が困難であるとの情報提供があった。
- コンサルテーションを実施し、生活上の困りごとや排泄時の強い介護抵抗から、入院による薬剤調整と必要とされるケアを見いだす必要があった。家族の介護に対する苦労をねぎらい、入院が望ましいことを伝えた（主治医を変更）。
- 受診時のバイタルや検査時の状態からアセスメントを行い、医師に情報提供を行った。
- コンサルテーションの一環として専門医の診断に付き添った。

保健師
- この時点での介入はなかった。
- かかわりとしては、チームからの情報収集を行うとともに本人の気持ちや願い聴くことを通して、BPSDや排泄への対応を模索す

case 09：男性・70代／アルツハイマー型認知症　**135**

る。家庭訪問と受診への同行のほか、デイサービスにいっしょに参加するといった、本人との交流も欠かせない。

▫ それでも対応策が見いだせない場合は「短期入院」での精査と薬の調整を行うが、BPSD への対応に苦慮する家族の求めに誰も応えられず「もう看たくない」といった絶望と拒否の中で施設入所となる選択はできる限り避けたい。

▫ 認知症の進行に伴う BPSD などにより福祉施設での対応が困難になった場合には、行政や地域包括が介入しチームをフォローする必要がある。

家族介護経験者のコメント　オムツをなぜ導入しないといけないのか、チームでもっと考えるべきです。布パンツとパッドの利用でもよかったと思います。たとえばリハビリパンツでパッドを用いるなど段階的にいろいろやり方はあります。また、介護抵抗があるときにはなぜ暴力になるのかしっかりとアセスメントすべきでしょう。

入院～入所

施設スタッフ

▪ 身体機能レベルが低下し、全介助の状態で経過した。

▫ これまでの経過を考えると、身体機能レベルとともに認知機能が低下しているとはいえ、排泄時の抵抗は自尊心が傷つけられたためであり、そのことをよく勘案してケアに当たる必要がある。

精神保健福祉士（専門医療機関）

▪ 家族が暴力を受けたことを考えると、自宅で看ることができないため、退院後に入所する施設を一緒に探すことになった。

▫ 経済的事情を考慮して施設を選択する必要がある。

外来看護師（認知症看護認定看護師）

▪ 入院までの経過と現在の状態からアセスメントし、病棟スタッフにケア方法の情報を提供した。

▪ 本人への面会と排泄ケアを実施し、排泄誘導のタイミングやケア方法を見いだした。

▪ 入院後カンファレンスに参加し、効果的なケア方法について情報の共有を行った。排泄時の強い介護抵抗から在宅ケアが困難な状況にある家族の気持ちを確認し、精神保健福祉士と担当看護師に情報を提供した。

▪ 退院前カンファレンスに参加し、入所先の施設（デイサービス）の介護スタッフにケア方法の情報を提供した。

入院スタッフ

▪ 入院後も怒りっぽい状態が強く、スタッフが複数名で対応しなければいけなかった。

▪ しかし、徐々に活動性が低下するに伴い怒ることが激減した。身体合併症の検査をすべて行ったが原因はわからなかった。

家族介護経験者のコメント　入所の判断に罪悪感を感じる必要は絶対にありません。在宅で関係が悪化するよりも施設訪問を介することで本人とコミュニケーションをとれることのほうが大事です。居場所の問題ではありません。

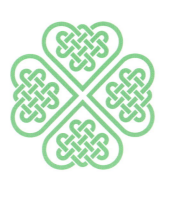

case **10**

性別：**女性**
年齢：**90代**
疾患：**未鑑別**

● **疾患について**

本例は、鑑別診断を行っていないため疾患名が不明だが、近時記憶障害、時の見当識障害を認めており、認知症であることは間違いない。

● **事例の概要**

・行きつけの接骨院（整骨院）スタッフへの信頼感が強いため、介護保険サービスは受けていたが、それ以外の医療機関につなぐことができなかった。

・そのため、認知症の診断だけではなく骨折や火傷などの身体的問題があっても、医療にかかることができなかった。

・医療機関の受診に関する接骨院の協力はなかった。

・介護者は娘であり、身体の弱い夫と認知症者本人の二人を一人で世話する状況であった。娘もまた接骨院への信頼感が強く、医療や訪問サービスの介入を嫌がったため、生活環境が劣悪であった。

・結核になり医療につなぐことができたが継続はできなかった。

・頻回のやけどや脱水のため、ケアマネジャーが根気強く介入して訪問看護を導入できた。

● **生活背景など**

夫と娘の三人暮らし。6年前から杖歩行となり要介護2。住環境は悪く、年中炬燵で寝ている。高血圧症と骨粗鬆症の既往あり。薬はクリニックでもらっていた。夫は肺機能低下のため在宅酸素利用中で要介護2。娘は週に3回パート勤務している。頼れる身内はほとんどいない。要介護者である父母を一人娘が同居で介護している状態である。長く通っている接骨院への信頼が大きく、それ以外のサービスの利用を好まない。

● **チームで共有すべき大切なポイント**

・接骨院も含めた、ファーストタッチを早めるための地域連携のありかた
・認知症者の身体管理と生活環境の調整
・介護者の「抱えこみ」の予防
・医療機関への不信感を持つ人への対応
・本人や家族の意思を尊重したケアマネジャーの対応

チームでのディスカッション

事例の特徴
- ADLの低下が顕著な利用者と、サービスの受け入れが難しい家族への支援。
- 鑑別診断に至らなかったケース。

議論のポイント
- 鑑別診断を勧めたほうがよいかどうか。
- 今後予想できる問題をどのように回避していくか。
- それなりにサポートは入っているが、よりよい支援のためにどのようにかかわっていくべきか。

焦点化された課題
- 鑑別診断をしていない。
- 身体管理ができない。

派生したテーマや課題
- 必ずしも鑑別診断が必要ではないという事例。言い換えれば、サービスが伴わなければ鑑別診断だけでは意味がない。
- 信頼する者への依存が一方的で、他者とのコミュニケーションに対して許容力が低いことなどから、サービスの受け入れが難しい場合。
- 接骨院、デイサービス、歯科医、美容院など地域でかかわっているところがありながら、身体管理ができておらず、結果的に本人に悪影響を与えている。町の中でファーストタッチを促すシステムをつくる方法を考える必要性。
- 接骨院の知識レベルが低いなどが問題ではなく、実際に利用している人が多いことを前提に、地域包括ケアシステムに含んでいくようにする必要がある。
- 接骨院がなぜ信頼を勝ち取っているのか、医療・福祉のスタッフは学ぶべきである。横柄な態度をとる医療スタッフは少なくないことから、もっと「顧客満足度」を重視する必要もある。
- 家族の中に外部の者が入っていく際の心がまえは何か。必要なサポートだからと、どんどんと使えるようにしても、利用者がそれについていけない場合もある。
- ケアマネジャーや地域包括支援センターのスタッフが、どの程度家族支援に入り込むのか（メールのやりとりなど）。
- 家族支援はケアマネジャーだけが行うのか。外来看護師の役割は？
- ケアマネジャーがサービスを導入する際の必要事項は？（サービス、受け入れ別のリスト表の活用）

case 10：女性・90代／疾患未鑑別　**139**

case 10 ｜ 女性・90代／疾患未鑑別

発　症 ▶	夫の入院・食欲減少 ▶	結核で入院・介護の負担 ▶	低温やけど ▶
	発症後2年	発症後3年	

発　症

● 本人
- 物忘れがみられるようになった。
- 物忘れの症状に診断がつかないまま、娘と通う行きつけの接骨院でフォローしていた。
- 接骨院の家族にデイサービスから喫茶店まで送ってもらい、昼食後に散歩をしたり百貨店でウィンドウショッピングをして帰宅。
- 「今の生活に何も困ってない。このままの生活を続けたい」と語っていた。

● 家族（夫・娘）
- 夫の年金が収入の大半であった。
- 夫も娘も、今のままの生活を続けたい、何も困っていないとのことであった。

夫の入院・食欲減少

● 本人
- 住宅改修で手すりを設置。姿勢を変える動作が低下し、デイサービスを週2回に増やした。
- 夫が入院した。
- 娘からきつい言葉をかけられるようになった。しかし娘がいないと不安がるようになり、食欲が低下して体重が減少。栄養補給用に「ウィダーインゼリー」「OS1」の利用を開始した。

● 家族（夫・娘）
- 本人の夫が入院した。
- 娘に依存するようになったため、娘が本人にきつく当たるようになった。

結核で入院・介護の負担

● 本人
- 移動困難によりリハビリパンツを利用。
- 粟粒結核で入院。自宅近くの総合病院に救急搬送され、受診を継続。徐々に通院の負担が増し往診の利用を提案するが娘が拒否。
- 退院後に訪問介護を追加（排泄介助）。その後入浴介助も追加した。

● 家族（娘）
- 徐々に介護が負担になってきたが「ぼけてしまうので外出したほうがよい」と言い通院し続けた。
- 訪問介護での入浴介助は助かったと満足していた。
- 主治医の「結核しか診ない」態度に嫌悪感があった。
- 入浴の重要性が理解できず月1回程度。訪問看護の導入は拒否した。

低温やけど

● 本人
- 低温やけどで褥瘡リスクが高まったが、娘は受診を拒否した。
- 食事介助を追加し、たんぱく質補助食品を活用した。

● 家族（娘）
- 低温やけどになった原因などへの理解がなかった。
- ケアマネジャーから受診を勧められたが拒否した。
- 「本人が接骨院に行くと喜ぶから」と言って通い続けた。

医療とサービス

要介護2／デイサービス導入（週1回）	デイサービスを増やす（週2回）	要介護3／入院／通院／訪問介護（入浴・排泄）／デイサービス（週2回）	訪問介護（入浴・排泄）／デイサービス（週2回）／通院（結核）

かかわる職種

発症	夫の入院・食欲減少	結核で入院・介護の負担	低温やけど
ケアマネジャー	ケアマネジャー	ケアマネジャー	ケアマネジャー
ヘルパー		ヘルパー	ヘルパー
接骨院（整骨院）	接骨院	接骨院	接骨院
デイサービス	デイサービス	デイサービス	デイサービス
リハビリテーション			
訪問看護師			
クリニック	クリニック	クリニック	
地域包括支援センター			
総合病院		総合病院	総合病院
メディカルソーシャルワーカー（総合病院）		メディカルソーシャルワーカー（総合病院）	
保健師			
p.142 ▶	p.143 ▶	p.144 ▶	p.145 ▶

140　第2章　疾患別典型10事例 ～ 時系列チャート

ADLの低下 ▶	デイサービスの増加 ▶	訪問看護の導入 ▶	脱水と住居環境の整備
発症後4年		発症後5年	

発症後4年

● 本人
- 発症から4年が経過。自宅で膝折れを起こし転倒するが、娘は受診を拒否した。
接骨院から柔道整復師が毎日往診していた。結局回復せず、その後寝たきりになった。
- 歩行できないためADLの低下が顕著となっており、入浴も行えなかった（何カ月も入浴できていない）。

● 家族（娘）
- 「自分が看るから大丈夫」と言った。接骨院のスタッフの言葉を信じており、ケアマネジャーの助言を聞き入れなかった。

デイサービスの増加

● 本人
- 往診医を探すため総合病院のメディカルソーシャルワーカーに依頼した。
- 結核治療の通院が難しくなり一度は往診に応じた。
- ショートステイを契約するが利用していなかった。

● 家族（娘）
- 往診依頼のため初回は外来を受診。それがきっかけとなり外来通院の継続希望となってしまった。
- 一度受け入れた往診を拒否。薬だけもらい自宅で看病した。「病気が進行するので、なるべく外出したほうがよい」と言っていた。
- 夫の退院に不安がありショートステイを契約したが、人に預けることで病気の進行を恐れ利用を拒否。

訪問看護の導入

● 本人
- 夫が在宅酸素療法を導入するため訪問看護を開始した。
- 本人の訪問看護を追加した。
- 地域包括支援センターの面談があった。

● 家族
- 娘は「訪問看護が入って助かった」と言っていた。
- 地域包括支援センターの面談に応じた。娘は自分の忙しさを理由に面倒臭そうな対応であった。

脱水と住居環境の整備

● 本人
- 常時こたつで過ごしているため、脱水のリスクが常に高かった。
- 2〜3月に2回、脱水症状が続いたので介護しやすいように、ようやく住環境を整備し特殊寝台を入れることになった。
- 体位を変換することもできず、食事・排泄・保清を含むすべて全介助が必要であった。意思疎通は難しかった。

● 家族
- 脱水症状を呈しても特殊寝台の利用を拒否した。夫の状態が悪化したため、しかたなく住環境改善を受け入れることになった。導入後は満足していることを語っていた。

医療とサービス

訪問介護（入浴・排泄）／デイサービス（週2回）／通院（結核）	訪問介護（排泄）／通院（結核）／デイサービス（週3回）	要介護5／訪問介護／デイサービス（週3回）／訪問看護	要介護4／訪問介護（排泄）／デイサービス（週3回）／訪問看護

かかわる職種

ケアマネジャー	ケアマネジャー	ケアマネジャー	ケアマネジャー
ヘルパー	ヘルパー	ヘルパー	ヘルパー
接骨院	接骨院	接骨院	接骨院
デイサービス	デイサービス	デイサービス	デイサービス
		訪問看護師	訪問看護師
	クリニック	クリニック	クリニック
地域包括支援センター		地域包括支援センター	
	総合病院		
	メディカルソーシャルワーカー（総合病院）		

p.145 ▶   p.146 ▶   p.147 ▶   p.148 ▶

case 10：女性・90代／疾患未鑑別

発 症

ケアマネジャー

- 接骨院併設のデイサービスを使いたいということで依頼があり、かかわりを開始した。
- 実際に何か問題が起こらないと介入はできなかった。
- 本人と家族が信頼していた接骨院に対してアプローチできる体制があればよかった。

接骨院

- 患者として通院を受け入れていた。
- 本人と娘から絶大な信頼を得ていた。
- 本人に併設のデイサービスを勧めた。
- 接骨院スタッフの家族が送迎などをした。
- 地域包括支援センターと連携して、介護申請の手続きやサポート体制をつくれるとよい。
- 物忘れなど、認知症を疑う相談や症状が出たら受診を促すか、地域包括支援センターに相談するよう助言する。認知症は進行性の病気であるという認識を持ち、初期の対応が重要であることを理解する。
- 介護保険の代行申請はできないが申請書提出代行はできるため、介護保険サービスの利用を勧める。
- 信頼関係ができている接骨院からの勧めで、介護保険サービスへの理解が期待できる。

デイサービス

- 接骨院併設のデイサービスの利用を開始し、機能訓練を行った（週1回）。
- 介護サービスなどの利用状況や症状などの確認ができればよかった。

リハビリテーション

- この時点での介入はなかった。
- デイサービスの機能訓練士にもできたことがあったのではないか。
- 接骨院が家族経営のようなところであれば、雇われている身では言いにくい状況もあるかもしれないが、スタッフをうまく巻き込むなどの根回しとともに、機能訓練や送迎時の雑談の中で家族から情報収集したり、家族への情報提供ができればよい。

クリニック

- 薬の処方をしていた（高血圧などに対し）。
- 娘と本人がかかっていたため、本人の介護申請もしてもらった。
- 介護申請の意見書を書いたことから、フォローに入ればよかった。

地域包括支援センター

- この時点での介入はなかった。
- 接骨院との連携を図ることで、初期の認知症を早く発見できる。
- 接骨院や銭湯など高齢者の交流の場に地域包括支援センターの周知を図り、相談が入ってきやすいネットワークをつくるべき。

保健師

- この時点での介入はなかった。
- 接骨院のように健康問題に対処している機関が他にもあることを意識する。特に地域包括支援センターで働く保健師は、地域住民の保健行動を幅広く把握する必要がある。
- 鑑別診断が絶対に必要な事例ではない。むしろ全身状態をしっかり診てくれるかかりつけ医師の確保が必要であった。長年培ってきた家族文化が、外部の人や資源を利用する際にも特性として現れるので、その家族の規範やルールを尊重し、サポートする側もそれを一定の範囲で活用する必要がある。

> **家族介護経験者のコメント**　接骨院やデイサービス、薬を処方しているクリニックなどがどれくらい認知機能低下をとらえて、かかわることができたのか、全く医療にかかわっていないわけでもないのにもったいないと思います。家族はただ自分たちが信頼できるところに頼んだだけです。

夫の入院・食欲減少

ケアマネジャー

- 歩行状態が悪化したため、住宅改修を手配しデイサービスの回数を増やした（週2回）。
- 認知症疾患の診断はなかったため、適切に受診することを促したかったが娘に拒否された。
- 体調管理のためには住居環境の改善が必要だったが本人も娘も拒否していたため介入できなかった。あまり強く勧めるとケアマネジャー自身が拒まれる可能性もあったため、非常に対応が難しかった。
- 娘一人にすべての負担がかかっていたため、ネグレクトになる可能性があった。そのため早急に介入する必要があり、地域包括支援センターに相談できればよかったが、まだ介入するには本人のセルフケアレベルも高かった。
- 本人の意思確認は難しくなってきていたが、娘だけでなく夫の受け入れが困難（他人が家に入るのを嫌がる）で、親子間での共依存が強かった。それでも娘なりに熱心な介護を行っており、命の危険まではないと思われたので分離して暮らすことを避けるため地域包括支援センターへの相談を見送っていた。
- 両親を介護している娘の思いを聴く機会をつくりながら、家族のこれまでの生活スタイルや希望を尊重しつつ徐々に信頼関係を構築していく。
- 本人・家族の気づいていない生命の危険のリスクがないかの観察を行い、介入の時期を見極める必要がある。
- ネグレクトになる可能性があれば、その時点でひとまず情報提供と介入相談として地域包括支援センターに連絡しておく。

接骨院

- 本人の食思が低下したため、栄養補給用にウィダーインゼリー、OS1を勧めた。
- 高齢であることもあり、食欲不振や急激な体重減少があれば医療にかかるよう助言すべき。近医との連携ができたらよい。

デイサービス

- デイサービスを週に2回に増やした。
- デイサービスでの体調管理を徹底し、医学的なコンサルテーションを受けられる体制をつくる。

訪問看護師

- この時点での介入はなかった。
- 早い段階で訪問看護を導入しておけば、さまざまな医療的な問題を解決する助言ができる。

クリニック

- 本人の通院がほとんどできず、娘が薬だけもらうようになっていた。
- 娘が薬を取りに来た際に本人の様子をフォローできればよかったが、医療は来るのを待つしかないため、娘が拒否すれば介入は難しい。

地域包括支援センター

- この時点での介入はなかった。
- 高齢である娘も、おそらく自分自身の心身に対する不安があったのではないか。ケアマネジャーからこの時期に相談があったとすれば、娘が負担に思っていることを聴き、労い、それぞれ職種が役割分担することで、分離をしなくても家族が過ごしていけるように支援チームをつくる必要がある。

家族介護経験者のコメント 　娘に依存するようになっていることに対しては、仕方がないし悪いことではありません。同性である娘には頼みやすいこともあるでしょう。本人にきつく当たるのはわからなくもないですが、考え方によっては「頼りにされている」というとらえかたもできます。

case 10：女性・90代／疾患未鑑別

結核で入院・介護の負担

ケアマネジャー
- 介護度を見直し、要介護3になった。
- 総合病院の主治医が「結核しか診ない」と言って、全身管理をしてもらえなかった。
- 退院後の在宅介護体制を整えた。
- 娘には入浴の大切さへの理解が乏しく、月に1回入浴できればよいほうだった。訪問介護で清拭を行いつつも健康面の不安から訪問看護の導入を提案したが、拒否された。
- 主治医の「結核しか診ない」態度が接骨院とは違うため、嫌悪感を持ったと思われる。
- 主治医に依頼し、全身状態の管理を行うためにかかりつけ医をもつことを勧めてもらうが、総合病院で診てもらっているほうが安心という娘の考えを変えることができず、受診を継続することになった。
- 訪問入浴で看護師が訪問しているため、身体観察や生活状況の情報を集めることはできる。
- 家族が「助かった」と満足しているサービスから導入できるように準備をしておく。
- 訪問介護など家に入るサービスも利用できていたため、ケアマネジャーが定期訪問する際に地域包括支援センターの保健師を同行してもらい、ケアマネジャーが相談できる窓口を広げておく。
- 住居環境を整えるべきである。

ヘルパー
- 退院後に訪問介護と訪問入浴を追加した。
- 本人と家族との信頼関係を構築しながら、体調管理のための訪問看護は必要であることを伝え続けてもらう。
- 予測できる症状についての知識が必要。普段と様子が違うと感じた時点でケアマネジャーに報告する。

デイサービス
- 退院後しばらくして開始。
- 入院の様子や薬のことなど確認してケアマネジャーと連携できればよかった。

接骨院
- 退院後は週に2回治療した。
- 入院していたので体調など確認できればよかった。
- 可能なら、主治医と連絡をとり、接骨院での治療の注意点などをきければよかった。

クリニック
- 主治医を総合病院の結核の主治医に変更するのに引き継ぎをした。
- ほとんど通院ができず、娘が薬だけもらうようになっていた。
- 介護度が上がったこの時点で診察をし、介入できればよい。

総合病院
- 行きつけのクリニックからの紹介で診療したが、担当医が「結核しか診ない」と宣言して、全身管理をしなかった。
- もう少し患者や家族に寄り添う態度で接しなければ医療不信につながりかねない。

メディカル・ソーシャルワーカー
- 患者の受け入れをした。
- 退院前に入院中のスタッフと連携して退院後のサービスについてケアマネジャー、医師や可能なら接骨院も含めた合同カンファレンスをできればよかった。

> **家族介護経験者のコメント**　この時の粟粒結核は栄養失調が原因の一つであったと思われます。そうなると後追いにはなりますが、高齢者なので栄養管理はゼリーや水分補給だけでは不十分だったと考えられます。接骨院での対応だけでは難しかった場合も否定できないので、やはり認知機能が低下している高齢者の栄養管理は医療に任せるべきでしょう。

低温やけど

ケアマネジャー

- 褥瘡リスクが高かったため、受診勧奨したが娘が拒否した。
- 皮膚の観察などが必要だったため、訪問看護を導入できればよかったが、娘の拒否のため難しい。
- 娘が一人で抱えている負担に対して徐々にサポート体制をつくれるとよいが、どのようにチャンスを掴むかが課題。
- この時点で地域包括支援センターに相談をしてもよい。
- デイサービスのスタッフにうまく協力してもらい、娘の不安などを聞き出し方針を考えられればよい。

ヘルパー

- 訪問介護で食事介助を追加した。その際に蛋白補助食品を追加した。
- 住環境の改善やサービス追加に関してケアマネジャーと同意見であり、常に提案をしてくれるが娘の受け入れには至らなかった。
- 低温やけどになったこたつの環境などを娘と話をして整えれることができるとよい。

接骨院

- 週に2回治療した。
- ケアマネジャーから医療機関に受診することを本人や家族に勧めてくれるように依頼されたが「自分は何も言える立場にない」と断った。
- 受診を拒み、サービスの導入も渋る理由については、娘の立場になって聴き取ることも重要である。
- 接骨院として対応できる範囲外のことについては、適切なサービスにつなぐことが地域医療の一端を担ううえで必要である。
- 継続してかかわりながらこの先についての予測ができておらず、高齢者や介護の現場に携わるうえで欠かせない知識について理解を促す必要がある。

デイサービス

- デイサービスには変わらず通っていた。
- 在宅の様子をケアマネジャーやヘルパーと共有する姿勢を持ち、体調管理やリスクマネジメントの視点からサービスを導入することを娘に助言すべき。
- 受診を拒みサービスの導入を渋る理由について、娘の立場になって聴き取ることも重要である。

総合病院

- この時点での介入はなかった。
- 医療は相談がなければかかわることができない。ケアマネジャーが対応に苦慮する際は一人で抱え込みすぎないよう、保健センターや認知症疾患医療センター、看護師など相談できる場や人脈を持つ必要がある。
- ケアマネジャーから地域包括支援センターへの連絡体制がとれていれば、認知症初期集中支援チームに相談・訪問・支援の要素を組み込める。
- 受診をかたくなに拒否する明確な理由が不明である。両親二人を娘一人が介護している身体的・心理的負担にねぎらいの言葉をかけ、娘の気持ちに配慮しながら本音を聞く機会が必要である。

> **家族介護経験者のコメント**　この接骨院の態度はわからなくもないですが、残念です。「自分は何も言える立場にはない」との発言がありましたが、何もできないならどこかにつなぐことが重要です。家族の立場からすると「言える・言えないではなく、言ってほしい。その人のこれからの人生がかかっているんだから！」と言いたいです。

ADLの低下

ケアマネジャー

- ADLが低下していたため、サポート体制について助言を行ったが拒否された。
- 気がかりな事例として、地域包括支援センターには報告のみ行った。訪問はもうしばらく先となる。

case 10：女性・90代／疾患未鑑別　**145**

▫ 地域包括支援センターに相談するべきである。

▫ 接骨院以外にデイサービスへの信頼も大きい理由を分析し、スタッフと協働する必要がある。娘の不安などを聴き取ることで方針を考えられるとよい。

▫ 接骨院は顧客がとられてしまうと誤解している可能性があるため、受診先の医療機関と接骨院が連携できるようにする。

ヘルパー

▪ 排泄介助と入浴介助していたがADLが低下していたので入浴できず清拭していた。

▫ この頃はかなり認知機能も低下していたと考えられ、ADLの低下もあり、医療との連携の必要性を、娘にもさりげなく伝えられたらよかった。伝えたとしても、娘の拒否があったかもしれないが、信頼関係の構築は長くかかわっている人ができやすいのでその分、コミュニケーションのとり方など気をつける必要がある。

接骨院

▪ 転倒し歩行困難となったため自宅に行き治療していた。「自分が治すから大丈夫だ」と言っていたが、結局寝たきりになった。

▪ ケアマネジャーが医療機関を受診するよう勧めたが、娘は拒否した。

▫ 身体を看るつもりでも、セルフケアレベルが低下していることから他のサービスにつなぐべきである。

▫ 娘の信頼があることから、ミスリードしていたと考えられる。

▫ 医療機関に顧客をとられると思っていた可能性がある。

デイサービス

▪ デイサービスには変わらず通っていた。

▪ 歩行できないためスタッフが抱え上げて送迎した。

▪ 迎えに行く際も、娘は本人が納得して返事をするまで待っており、デイサービスのスタッフもその時間に付き合っていたことから娘から高い信頼を得ていた。

▫ 在宅の様子をケアマネジャーやヘルパーと共有する姿勢を持ち、体調管理やリスクマネジメントの視点からサービスを導入することを娘に助言すべきである。

▫ 受診を拒みサービスの導入を渋る理由について、娘の立場になって聴き取ることも重要である。

地域包括支援センター

▪ 気がかりな事例としてケアマネジャーから報告があったが、訪問はもうしばらく先となった。

▫ 将来的に一人で生活を送る可能性の高い娘への支援（精神的な面も含む）も必要。

▫ 接骨院とどのように連携していくかは各地域での課題である。介護保険への理解を深めてもらい、連携のためには地域包括支援センターが動くべきケースであり、地域ケア会議などで審議する問題である。

> **家族介護経験者のコメント**　高齢者が転倒している場合は全身状態への影響があるので、やはり医療機関にかかるべきです。

デイサービスの増加

ケアマネジャー

▪ 結核を診るための通院が困難であったため、この機会に往診体制をつくろうと考え、総合病院のメディカルソーシャルワーカーと共に往診医を探した。

▪ 夫が退院して戻ってくることに不安があったため、ショートステイを契約した。

▪ 娘の偏った知識を是正する方法が見いだせなかった。

▪ 医療にかかるしかない状況となり、往診医を見つけたが継続できず、その後のサポート体制をつくることができなかった。

▪ 一旦は往診に同意したものの、初回は外来受診だったため、娘はその後も継続して外来を受診できると考えてしてしまった。

▫ 本人と家族の身になれば、それまで自分たち三人でうまくやってきたのに、他人がいきなりどかどかと家にやって来て、家族を引き離そうとしているように思えた可能性がある。三人が心を許す接骨院のどこに信頼が寄せられているのかを分析し、接骨院に併設されたデイサービスのスタッフと協働して問題を共有できるようなかかわりが望ましい。

ヘルパー

- 入浴介助がデイサービスに移行になったので連携した。
- 徐々に衰弱していく本人に対してのサポート体制をこのケースの場合ヘルパーサイドで助言するのは難しいが、近所の接骨院であればなじみの関係をつくっておくこともよいかもしれない。

接骨院

- 週に2回治療した。
- 在宅の様子をケアマネジャーやヘルパーと共有する姿勢を持ち、体調管理やリスクマネジメントの視点からサービスを導入することを娘に助言すべきである。

デイサービス

- デイサービスを増やした（1日は入浴が目的）。
- 在宅の様子をケアマネジャーやヘルパーと共有する姿勢を持ち、体調管理やリスクマネジメントの視点からサービスを導入することを娘に助言すべきである。
- 受診を拒みサービスの導入を渋る理由について、娘の立場になって聴き取ることも重要である。

クリニック

- 往診したが1回きりで、その後は拒否された。
- 医療は基本的に「待ち」の姿勢であるので拒否されたら動きにくいが、その後のフォローができるように接骨院などとも情報共有する柔軟性も必要である。
- 往診時に娘が必要だと思える助言などができなかった。
- 娘のニーズをケアマネジャーやメディカルソーシャルワーカーらから事前に情報収集し、往診が必要だと思えるように努力すべきである。

総合病院

- この時点での介入はなかった。
- ようやく往診につなげられたことを活かすため、医療を継続することの必要性について往診医と事前に打ち合わせし、地域包括支援センターやケアマネジャーが往診に同伴して自分たちのサポートを活用するよう後押ししてもらうとよい。

メディカルソーシャルワーカー

- ケアマネジャーと協力して往診医を探した。

> **家族介護経験者のコメント**　接骨院のスタッフに、医療につながらないような心理操作的な意図があったのかどうかが気になります。もしそうだとしても、どちらも商売なので気持ちはわかりますが、人の生活、命にかかわる問題なので、それをふまえた行動をしてほしいです。クリニックも然り、どっちもどっちです。

訪問看護の導入

ケアマネジャー

- 地域包括支援センターに相談してスタッフと一緒に訪問した。
- 娘には地域包括支援センターは地域の相談窓口であり、以前要支援だった夫の追跡調査のためであると説明して、ようやく面談に至った。
- 娘は自分の忙しさを理由に、面倒臭そうな対応であった。大きな問題が発生しないと状況の打破は難しそうではあるが、その状況に対応できるよう準備をしておく。
- 夫や主介護者の娘の健康状態が悪化するなど、生活のバランスが崩れると在宅での生活がたちまち困難になってしまう。家族に理解を求めることが困難であっても伝えていくことは必要である。リスク発生に備えた助言や準備は継続する。
- 介護者の気持ちに寄り添い、傾聴により不安の軽減を図る。一人で悩まなくてもSOSを出していいんだと感じてもらえるよう信頼関係を構築する。

case 10：女性・90代／疾患未鑑別　**147**

□ やはり早期に地域包括支援センターへの相談は必要。リスクを回避するためのスムーズな対応をしていくうえでも重要と考える。ただ、本人や家族に拒否されないように適切な距離を保つことはなかなか難しい。

ヘルパー
▪ 継続してかかわった。
□ チームに訪問看護師という医療の人がかかわったので連携を密にして観察など行うとよい。

接骨院
▪ 週に2回治療した。
□ 訪問看護との連携を図るとよい。

デイサービス
▪ 継続してかかわった。
□ チームに訪問看護師が入ったことでデイサービスするうえでの体調管理など連携とるべきである。

訪問看護師
▪ かかわりを開始した。
□ 自宅で本人の様子を観察できる医療者として身体管理や在宅療養環境、介護者である娘の様子をアセスメントし、その情報を持ってチームケア会議を開催できるよう地域包括支援センターに依頼する。
□ 今まで娘が一人で看てきたことを評価し、思いを傾聴しながら今後の体制やよりよい支援について考える必要がある。支援を拒否するケースではまず訪問看護が突破口になり、他のサービスにつながることが多いため、ていねいにかかわりたい。

クリニック
▪ 訪問看護の指示書を出した。
□ これまでの拒否からすると一歩前進というところであるが、往診の体制を少しずつとれるように、ケアマネジャー、訪問看護師だけでなく、薬をとりにきた際など娘とのコミュニケーションのとり方に気をつけるべき。

地域包括支援センター
▪ ケアマネジャーに相談された事例であったが、娘の了解を得てやっと訪問面談した。
□ 訪問面談ができたので、今後は拒否されないように慎重にかかわっていく。
□ 訪問を拒否するケースは多いので、地域包括支援センターの職員はうまく訪問につなげる技術が必要。今回のような手段のほかに、「全戸訪問している」などの名目で突然訪問するなど、うまく訪問するためのいろいろな方法を検討していく必要がある。

> **家族介護経験者のコメント** 本人へのこれまでの悪影響を考えると娘に何か言いたい気持ちもあるでしょうが、ケアマネジャー経由で地域包括支援センターが介入し訪問看護を導入できたので、結果的にケアマネジャーは素晴らしい対応をしたと思います。

脱水と住居環境の整備

ケアマネジャー
▪ 偏った考え方に陥りがちだが、自分なりに一所懸命に介護を続ける娘からは、徐々に信頼を得られているという手ごたえを感じるようになってきた。
▪ 特殊寝台を入れることになった。
▪ 娘がようやく「母や父だけでなく自分のことも考えてもらえているんだ」と意識できるようになってきた印象があった。
□ 新しいことを始める時の家族の心理について十分配慮しながら、メリットとデメリットを説明する。

ヘルパー
▪ 継続してかかわった。
▪ ケアマネジャー、訪問看護とともに住環境を整えた。
□ 脱水になっているので、飲水量などのチェックをしたり、栄養状態など訪問看護と連携して観察していく。

接骨院

- 週に2回治療した。
- 脱水など高齢者が起こしやすい健康問題のマネジメントの必要性を娘にも伝えるとよい。

デイサービス

- 継続してかかわった。
- 脱水になっているので、飲水量などのチェックをしたり、栄養状態など訪問看護と連携して観察していく。

訪問看護師

- 継続してかかわった。
- 脱水についてのフォローをクリニックと連携して行った。
- ケアマネジャー、ヘルパーとともに娘と話しながら、こたつの使い方などを是正して、住環境を整えた。
- 少しずつ医療サポートがあれば娘の負担の軽減にもつながることから、娘への介入を進めていく必要がある。

クリニック

- 訪問看護師と連携して脱水についての後方支援をした。
- 少しずつ医療の必要性が娘も分かってきたので、訪問看護を通してフォローできるようにする。
- 娘が薬を取りに来る際は、娘の信頼を得られるようにコミュニケーションを図る。

家族介護経験者のコメント 専門職の話をきちんと聞いてほしいと娘に伝えたいですね。相手の言うことをまずは否定せず、話を聴く態度を持つことが重要です。否定はいつでもできますので、最初はきちんと話を聞きましょう。

case 10：女性・90代／疾患未鑑別

第 3 章　多職種カンファレンスの進め方

第3章　多職種カンファレンスの進め方

連携をさらに強化する
多職種カンファレンスの活用方法

看護教員・研究者　山川 みやえ

　生活が思い通りにいかなくなり、先の展望が見えないことから、希望が見いだせずにいる認知症をもつ人や家族に、少しでも明るい兆しが見えるようにするため、専門職は互いの連携を強化する工夫が必要です。

　ご家族などのパートナーと話しをしていると、以下のような言葉を聞くことがあります。

「うちの主人が急にスイッチが入ったようになっちゃって、デイサービスで引き受けてくれないかもしれない。毎回 "もう次はありませんよ、薬を入れてもらってください" と言われる。ケアマネに伝えたらよいことも、直接施設の人がこっち（家族）に言ってくる。本当にしんどい。もう少しデイサービスとケアマネが連携してくれたらいいのに……」

「あの施設の人は、すごく話やすいけど、あの人はダメだわ。あまりこの病気のことよくわかってないみたい……」

「前のヘルパーさんは、きちんと本人の目をみて挨拶してくれたけど、今度の人はダメ。やっぱり人によるものだ……」

「入院していたときは、きちんと歩かせてくれていたのに、あの施設に移ってからは全然歩くことがなくなってしまった……」

「今の薬、いいのかな……先生は飲むようにと言ってたけど、あまりよくないように思うから、勝手に止めてるんだ……」

（薬のことや診断のことなどの相談があり、主治医に相談するように助言すると）「先生にそんなこと言うと、やっぱりあっちは専門だからプライドを傷つけるだろう……」

「まあ、不満はたくさんあるけど、（妻を）置いてもらってるから何も言えない……」

　こうした言葉を聞くたびに、あの人とこの人が直接話してくれたらいいのにと思ったり、もう少し話

を聞くという姿勢を持ってほしいと思ったり、どうしてサービスが変わるとケアって続かないのだろう、と思ったりしてしまいます。

認知症の人が言葉でうまく伝えられたことや、表情や態度で示した意思を尊重するのは当然のことですが、その家族（特に同居している場合）や友人などのパートナーの気持ちも考えてタッグを組む必要があります。そのためには認知症をもつ人やパートナーの置かれた状況に思いを馳せて、個々の専門職の態度や連携を強化できるように工夫することが重要です。

そのために専門職が具体的に行うことは、以下の3つです。

[1] 当事者とコミュニケーションを図る

「当事者」は認知症をもつ人だけの場合もありますし、パートナーの場合、そして両方の場合もあります。広義にはかかわる専門職も当事者になり得ます。

認知症をもつ人やパートナーに最も近い人が当事者とのコミュニケーションを密にし、その内容をチームで共有できるようにすることが重要です。最も近い人とは誰か。それは、認知症をもつ人やパートナーが無意識に決めていると思います。人には相性があるので、誰がその役割を担うことになるかはわかりません。一人とはかぎらず、ケアマネジャーだけとも限りません。

特に、認知症の地域包括ケアでとても重要であるにもかかわらず、忘れられがちな家族支援には、介護報酬がありません（2017年現在）。フォーマルサポートではないのなら、かかわる誰もができるようにしたり、必要な場合には家族会などインフォーマルなサポートもチームに巻き込みます。

かかわる専門職全員が、当事者の思いを受け止められるようにする。そしてそれをタイムリーにチームメンバーに共有できるようにすることが重要です。そのため、専門職は常に認知症をもつ人やパー

トナーとコミュニケーションをとりやすい態度でいることと、当事者にかかわる前にチーム内で情報収集をしていく必要があります。

[2] 場をつくり効果的な連携を実践する

連携の目的は、情報の共有と方向性の一致の2つが考えられます。時系列チャート（第2章）でも指摘しているように、情報を共有していくためにはさまざまな方法を考えることが重要です。

また方向性を一致させるための場として、現在のシステムにおいてはサービス担当者会議、地域ケア会議のほか、適宜招集ができる多職種連携合同カンファレンスがあります。大切なのは現在の状況と少し先の状況を、かかわるメンバー全員が同じイメージとしてもつことです。それぞれの効果的な運営方法は、次ページ以降に解説しています。

[3] 専門職としての知識・技術の研鑽と、チームとしてのアセスメント力向上

専門職である限り、職能の研鑽を積むことは当然です。しかし時には専門外の知識に関する質問を受けることがあります。たとえばケアマネジャーが薬のことを聞かれたり、身体状況のアセスメントを求められるような場合です。自分の専門外のことはチームの人に頼るようにしましょう。また、頼られた人はきちんと応えられるようにしましょう。

認知症は脳の病気ですので、医療的知識が必要とされます。また社会制度などについても非常に細かい知識を要します。さらにそれらの知識を統合し、当事者が置かれた状況全体を見てとらえ、いま彼らに何が必要かを、それぞれの専門領域で考えていく必要があります。

第3章　多職種カンファレンスの進め方

発症後の合同カンファレンス
認知症疾患医療センターでの診断後のフォローとチーム形成

精神保健福祉士　佐古 真紀

発症後の合同カンファレンスの目的

　認知症と診断をされた人にとっても、その家族や友人などのパートナーにとっても、これからの生活を身近で支えてくれる支援者の存在は必須です。健康な人でも年齢を重ねていくことで、今まで当たり前のようにしていたことがだんだんできにくくなったり、心身の衰えを感じて気持ちが落ち込んだり、不安になったり、自信を喪失したりすると思います。

　特に認知症をもつ人は、その症状によって生じてくるさまざまな生活のしづらさにより、不安になったり落ち込んだり、時には苛立ったりして感情が不安定になることがあります。側で見守るパートナーも、そんな本人を見て、これからどうなっていくのかと先行きの見えない不安を感じてしまいがちです。

　こうした状況を理解し支えてくれる、信頼できる支援者の輪をつくり広げていくために、本人・パートナー・支援者が一堂に集まって顔合わせをするところから、認知症のチームケアをスタートすることができれば理想的です。つまり、診断後早期の段階で支援体制を確立し、ケアを実践するチームを形成してい

くことが、発症後の合同カンファレンスの目的なのです。

診断後のチーム形成

　私の所属する認知症疾患医療センターでは、医師からの病名告知の後、治療（医療）と並行して介護保険サービスを利用することを勧めています。その理由は、まず認知症の病状の進行をできるだけ緩やかにするために、デイサービスなどの介護保険サービスを非薬物療法として積極的に活用できること。もう一つはパートナーの介護負担をできるだけ軽減することが在宅生活を継続するうえで不可欠だと考えられるためです。

　介護保険の利用が初めてであったり、介護認定は受けたけれどもサービスがうまく活用できていない場合に、医師から精神保健福祉士へ介入の依頼が入ります。この時点で、医師からは「服薬管理ができる体制が整ってから薬剤処方を開始する予定なので、訪問看護の導入を」とか「日中の活動性をあげてメリハリのある生活リズムがつくれるようにデイ

サービスの利用案内を」といった、ある程度具体的な指示が出るので、本人・パートナーの意向を確認するところから話を進めていきます。

そして「認知症」と診断された後も安心して地域生活を継続できるよう、必要な支援体制の整備に主眼を置き、本人とパートナーそれぞれの思いを汲み取りながら生活状況をアセスメントしていきます。

すでに支援者がかかわっていて、担当ケアマネジャーがいる場合は、こちらでの受診の結果や医師の治療方針を伝え、今後のケアの参考にしてもらえるよう引き継ぎをしています。また、これから新たにサービスを導入していく場合は、状況に応じて適切な人・機関につないでいく必要があります。

担当のケアマネジャーや介護事業所の選定は、今後の支援のカギを握る重要なポイントです。支援する側としては日頃から付き合いのある信頼のおける人や機関とチームを組めれば、それだけで心強く感じるものですが、なかなかいつもそうはいかない現状があります。したがって、普段から支援者のネットワークを幅広く築いていくことが欠かせません。

合同カンファレンスの実施に際して押さえておきたいポイント

合同カンファレンスは、診断後の支援体制を確立し、ケアを実践していくチームを形成することを目的としています。そこではまずチーム員が認知症の人とその疾患の状態に理解を深め、生活上の課題を整理していきます。そして支援者一同が治療とケアの方針を共有したうえで、各自がどういった役割を担うのかを明確にします。このことは同時に、自分以外の他職種がどういった役割を担うのかを理解する機会にもなるのです。

本人とパートナーにとっても、それぞれの専門職種がどんな役割を担う人なのか、実際の生活場面でどの職種にどうかかわってもらえるのかを知る、初

めての機会となる場合がほとんどなので、ていねいな説明が望まれます。そして医療と介護が分断されることなく、支援者間で必要時にいつでも疎通が図れるよう、連絡窓口を明確にしておくことが重要です。

カンファレンス場面では、複数の専門職を前にして、本人やパートナーが思うことの半分も言えないような状況が多々みられるため、一方的に説明される受身の形で終始しないような配慮も望まれます。生活上の困りごと、心配ごと、支援してもらいたいこと、聞いておきたいことなどを遠慮なく発言してもらい、希望や思いを表出できる場を保証するよう心掛けたいところです。

合同カンファレンスするうえで大切にしたいこと

支援者が考える理想的な支援と、現実に本人とパートナーの望む支援が、必ずしも一致しないことが往々にしてあります。

支援者はたくさんの事例に遭遇した経験があるがゆえに「こういう場合は、このように支援を組めば安心・安全な生活につながる」という方策が具体的に頭に浮かぶため、自信を持ってその案を勧めますが、本人らにはピンとこないということもよくあるのではないでしょうか。

これまで続けてきた自分なりの生活様式や考え方があったり「今はそこまでは困ってないから、また必要が生じてから…」というように、支援が必要と考えるタイミングと異なる場合もあるため、導入時期のすり合わせが必要です。

提案されたプランがどんなに素晴らしいものであっても、"今"の本人・パートナーの意向や気持ちに沿うものでなければ、支援者の一方的な情報提供に終わってしまいかねません。これを念頭に置きながら、支援者は"今"目の前にいる人たちが何を

望んでいて、どのようなことを大切にしているのか
を理解しようとすることが、かかわり始める際の姿
勢としてとても大切だと思います。

　このように相手を理解し、お互いの意思疎通を十
分に図ることで信頼関係が構築され、それが本人・
パートナーのエンパワメントにもつながっていくの
ではないでしょうか。支援者一同が治療とケアの方
針を共有しながらかかわり、サポートしていくこと
で、認知症の人とそのパートナーが住み慣れた地域
で、安心して自分らしい生活を送るための一助とな
れることを切に願っています。

（公益財団法人浅香山病院 精神保健福祉士）

第3章　多職種カンファレンスの進め方

サービス担当者会議
チームでの支援が回り始めたらどうフォローするか

主任介護支援専門員　川口 陽子

サービス担当者会議における
ケアマネジャーの役割

サービス担当者会議（以下、担当者会議）とは、医療・介護サービスを利用する認知症をもつ人やご家族・友人などのために開かれるものです。そのケースにかかわるサービス機関が一堂に会する貴重な場であり、チームケアを進めるうえで欠かせません。

担当者会議は、在宅チームの形成後にケアプラン原案を作成しサービス調整を行った後、ケアマネジャーが本人とご家族を含めたサービス担当者を招集して開催します。ケアマネジャーは会議までに本人とご家族に困りごとの聞き取りを行い、具体的な支援内容と必要性を提案して、それぞれが望む暮らしに近づける方法を一緒に考えていきます。

どのようなサービスを利用すれば病状が安定して穏やかにご家族と生活を継続できるのかを考え、抽出された一つひとつの課題ごとに1年後・半年後の長期目標と、それらを達成するためにまず何をすべきかを短期目標として設定していきます。

そしてこれらの目標を達成するために、具体的な

サービス内容を検討し、かかわりを持ってもらう事業所を選定していきます。支援する者同士も目標を共有し、具体的な役割分担の中でどういった支援が有効かを考え「このチームでいい支援をしていきたい」という意識を持つことで、専門職としてのスキルの向上と達成感につながるのではないか、と考えます。

担当者会議では、どの事業所にどんなケアを依頼するのかそれぞれの役割分担を検討し、在宅チームを形成していきます。また、目標に向けてのサービス内容を具体的に話し合い、認知症の人へのアプローチの仕方やポイントなど参加者全員が共有できるように内容を確認していきます。

よくみられる問題点

担当者会議は、出席者が責任者や相談員である場合が多く、実際にサービスを提供するスタッフが話し合った内容まで共有されていないことがあります。理由としては、サービスに介入するスタッフを固定できないことや、施設の場合は多数のスタッフ

がローテーションでかかわることが多いため、各人の意識や技術的能力に個人差が生じることが挙げられています。この点は事業所内でも個別ケアを提供するうえで問題視されており、特に認知症の人の場合はデイサービスやショートステイなど複数の施設を利用していることが多く、対応が共有されないことによって周辺症状が悪化し、ご家族の不信感を招いてしまう恐れもあります。

解決策として、事業所内で情報を共有するために個別ケース会議を持つことのほか、多職種のスタッフが集まりサービスを提供するうえでの注意点や、経験上気づいたことなどについて話し合いを持つことが必要だと思います。そこでの内容をケアマネジャーにフィードバックしてもらえれば、関係事業所への情報提供が充実するため、各サービスでよりよい対応ができ、病状の安定や周辺症状の悪化予防、ご家族の介護負担の軽減、在宅生活の継続につながります。こうして統一されたケアによる改善で、より一層チーム力が高まり、問題が生じた場合の解決力もアップすると思います。

いずれの場合も、ケアマネジャーは常に現場に赴き、責任者や相談員と一所に状況を確認して情報収集を行い、専門職の意見も聞きながら事業所間の連携を図り、チーム全体が目標に向けてよりよい支援を継続できるように意識を高めていきます。

ある事例から学んだこと

以前にかかわったある利用者は、要介護5で認知症を患い、ほぼ寝たきりの方でした。1泊のショートステイを利用するたびに褥瘡が悪化していたため、ご家族や訪問看護師と話し合ってみたところ、ショートステイ中の過ごし方について疑問を持ち、現場での担当者会議を行いました。

家族は「日中はできるだけフロアで他の利用者と触れ合う機会を持ってもらいたいから、離床させてほしい」との意向でした。チームにとっての課題は褥瘡ができることであり、目標は家族の休息を確保しつつ本人の褥瘡を防ぐことです。

話し合いの中でわかったのは、離床時にソファーで過ごしている時間が非常に長いことでした。そこでソファーの形状を観察したり実際に座ってみたところ、身体の身動きが取りにくく除圧ができていないことがわかりました。こうして、その場で専門職と改善策を話し合い、その後はフロア全体のスタッフに意識をもって対応してもらえたことで、褥瘡をつくることなくショートステイを利用できるようになり、ご家族の方にも「安心して預けられる」と喜んでいただけました。

*

サービスを受けることで、具体的にどのような効果が出ているのか、どれだけ認知症の人が安定し、ご家族が助かっているのか、それぞれの職種の貢献に対して感謝の意を伝えることもケアマネジャーとしての役割です。このような、事業所間の「顔の見える関係性」が、より一層チーム力を高めるきっかけになるはずです。私たちの間で支援の意識を高めることができれば、利用者の望む暮らしをしっかりと支えられるのではないかと思います。

（株式会社マザーハウス ケアプランセンター
主任介護支援専門員）

第3章　多職種カンファレンスの進め方

地域ケア会議
円滑な多職種連携にとって大切なこと

主任介護支援専門員　長谷部 幸与

地域ケア会議とは

地域ケア会議運営マニュアル[1]によると、地域ケア会議とは地域包括支援センターまたは市町村が主催し、設置・運営する「行政職員をはじめ、地域の関係者から構成される会議体」と定義されています。

この本の時系列チャートで紹介されているような個別のケースを検討することで課題解決を行い支援を充実させたり、皆さんがお住まいになっている地域が抱える課題を明確化し対策を講じることで、地域づくりや資源開発の機能を果たす役割を担っています。こうした取り組みにより、高齢者も認知症をもつ人も含む地域住民が、住み慣れた土地で安心して暮らせる地域づくりにつながっているのです。

ケアマネジャーが開催するサービス担当者会議とは異なり、地域ケア会議では当事者や支援者に限らず、目的に応じた地域の多様な人々の参加によって、当事者を取り巻く状況全体を見渡しながら個別の検討を行います。これにより地域におけるサポート体制などの問題解決方法を検討することができるほか、地域ネットワークの構築も促進されます。

地域ケア会議には多様な専門職はもちろんのこと、認知症の人や家族・友人などのほか、地域住民の方々にも参加していただくことで、よりよい支援チームづくりを目指します。違う立場や職種だからこそ、さまざまな角度から考えたり、気づくことができます。会議という話し合いの機会を持つことで、それぞれの立場を知り、互いの意見や思いをディスカッションし、よりよい支援の方法を導き出します。そして共有した目標に向け、個々の役割を一人ひとりが認識し行動することで、チームケアがうまく機能することにつながります。

認知症をもつ本人の参加で充実する

地域ケア会議には、できるだけ認知症をもつ人が参加することで、支援者がどのように思い、考えて支援を行っているかを知る機会になります。本人に寄り添って思いを実現できるように、支援者はそれぞれの役割を担い支援を継続していくことを伝え、よい関係を保ちながらともに考えていきたいと思っているのです。

地域ケア会議：円滑な多職種連携にとって大切なこと　159

またそこでは、ご家族や友人の方が日頃の思いを専門職に伝えることができます。休日や夜間も介護を担うご家族や友人は、私たち専門職には見えていない本人の様子を知っています。素晴らしい出来事があればともに喜び、悩んでいることがあればともに考えていきたいと思っています。専門職がご家族や友人に委ねにくいことがあるのと同様に、こちら側に委ねてもらいたいこともあります。いつどんなことが起きるかわからず、何かが起こった時にどのように対応したらよいか、場面ごとの役割を明確化することで、少しでも今後の不安が軽減されればと考えます。

まちづくりのきっかけに

近年、近隣との関係が希薄になり「向こう三軒両隣」という言葉を耳にすることが少なくなりました。しかし、日常の何気ない声かけや見守り、長年変わらない近所付き合いを継続することが、認知症をもつ人やご家族・友人の安心につながります。ケア会議への参加依頼があった時には構えずに顔を出してほしいと思います。認知症になっても住み慣れた地域で生活を送ることができる地域づくりには、地域の人々の「力」が不可欠です。ともに考えともに支援していきたいと考えています。

私たち専門職は、多職種でチーム編成を行います。医療・福祉の専門職が、お互いの知識や経験をチームに活かしていきますが、そこでは考え方の違いがおのずと生じます。会議では対立せずに違いの中から新たな発見をして互いに認め合える機会にするため、私たちは参加メンバーや会議の目的を地域包括支援センター内で検討し、共有したうえでケア会議を開催しています。

認知症の症状は十人十色であり、ある人にはとても有効だった対応が、万人に対してもそうだとは限りません。経験から自己を過剰評価してしまうことのないよう、何がいちばん大切なことなのか、私た

ちは今一度、己と向き合い、よりよい支援チームをつくる努力をする必要があります。

認知症の包括ケアを行ううえで、ケア会議は支援の方向性を位置づける重要な役割を担っています。認知症の人、ご家族や友人、地域住民の方々は思いを伝えることができる場ととらえ、機会があれば積極的に参加してほしいと思います。また、専門職は参加者の意見に耳を傾け、豊富な知識と経験を生かし、チームの「力」になっていてほしいと思います。

発覚する問題と解決方法

実際の地域ケア会議では、それぞれの思いが交差し合って一向に解決する気配がない時もあります。以前、ある地域住民の方に「あの人（認知症をもつ人）だけでなく、我々もここで安心して住みたいんや、何とかしてほしい」と言われたことがありました。認知症をもつ人に寄り添い支援することは大切です。しかし、ご家族や地域住民の方にも安心して生活を送っていただかなくてはなりません。「あちらを立てれば、こちらが立たず」という言葉が通用しないのは当然のことですが、実際のケアにおいては、選択を迫られることがあります。そのような時にそれぞれの参加者の思いをどこまで汲み入れることができるか、非常に難しく思います。

地域ケア会議に参加した本人が、直接思いを語ることができない場合も多くあります。一人暮らしの他にご家族が同居、あるいは遠方で離れて暮らす人もいます。また人間関係もさまざまです。そのようななか、認知症をもつ人や参加してくださった人々の思いに耳を傾け、よりよいケアが行えるよう検討することを心がけています。

そしてさまざまな課題を持つケースに対し、地域包括支援センターの中でも互いに意見を交わしてケア会議に臨んでいます。地域包括支援センターごとにそれぞれ取り組みやノウハウの違いがあると思い

ますが、人々が安心して暮らしていけるよう地域ケアの向上を目指すことに変わりはありません。

地域ケア会議は当事者と支援者らの皆が手をつなぎ、情報を共有し、先を見通したリスクマネジメントをしつつ、状況に合わせた具体的な支援について話し合う場です。ターニングポイントでどの方向に進むのか、舵を取るのは参加者全員であり、正しい選択は一つだけとは限りません。参加者全員が手を取り意見を出し合い創意工夫する中で、一つの方向性を見据え進むことで、認知症ケアの連携はうまく回っていきます。

認知症をもつ人、ご家族や友人、地域住民、すべての人が今後どの立場にも置かれる可能性があります。これを機に当事者に対する支援に興味を持ち、日々の生活に役立てていただければ幸いです。

◉ **引用・参考文献**

1）地域包括支援センター運営マニュアル, 一般社団法人長寿社会開発センター, 2015.

（住之江区加賀屋・粉浜地域包括支援センター
主任介護支援専門員）

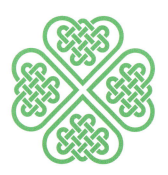

本書の執筆・協力メンバー

山川 みやえ（やまかわ・みやえ） **看護教員・研究者** （大阪大学大学院医学系研究科 保健学専攻 准教授
公益財団法人浅香山病院 臨床研修特任部長）

「一人では上手くできないことも、皆の力を合わせれば何とかできる。答えがなかなか出せないことに皆で挑戦していきたい」。あるデイサービスのスタッフからいただいた言葉です。病気になったとしても困らないような環境づくり、ケア技術の開発を目指しています。認知症ケアはそのための最大のチャレンジです。医療者として、教育研究者として、どんな困難があっても、対象が誰であるのかを間違えず、常に対象者に寄り添ってチームで動ける医療者の育成を進めていきたいです。

繁信 和恵（しげのぶ・かずえ） **認知症専門医** （公益財団法人浅香山病院 認知症疾患医療センター長）

医師になり、認知症診療の勉強を始めて間もない頃、ご指導いただいていた先生は次のようなことをおっしゃっていました。「認知症の方を診療する時は、診察室の中の様子だけなではく、その人が診察室から一歩でた先の生活の場面をよく考えて、診療にあたりなさい」。その教えは、今も私の認知症診療における大きな支えになっています。私たちが行った早期診断が、その方の後の生活に少しでも役に立つような診療を行っていきたいと思います。

川口 陽子（かわぐち・ようこ） **主任ケアマネジャー** （株式会社マザーハウス 主任ケアマネージャー）

私たちが認知症を患う利用者とかかわる時には、すでに早期の段階を過ぎており、ご家族は介護に疲弊しておられる場合がほとんどです。ご本人が住み慣れた地域でのその人らしく在宅生活を継続できるのはご家族があってこそ。そのため、私たちはまず認知症が病気の一つであることを理解してもらえるよう、ご家族がいつでも相談できる環境と安心できる関係性を築く努力をしています。ケアマネジャーは他の職種にもましてコミュニケーション力が重要です。よりいっそう自分自身を高め、多職種とチームケアを形成していくうえで顔の見える関係づくりに努め、「認知症になっても地域で暮せる」街づくりに貢献していきたいと思っています。

岡原 和弘（おかはら・かずひろ） **かかりつけ医** （医療法人岡原クリニック 院長、一般社団法人堺市医師会 副会長）

まだ病院で外科医をしていた頃より、開業するからには専門分野にこだわらず、できるだけ広く地域の人々の健康にかかわれる医師として、患者さんを診ていきたいと思ってきました。はじめは認知症がこれほど一般的な病気であるとは思っていませんでしたが、今は医師会や行政での取り組みを通して認知症の方が安心して暮らせる街づくりのお手伝いをしながら、「街のかかりつけ医」として日常診療に励んでいます。

清水 美代子（しみず・みよこ） **保健師** （元兵庫県社会福祉協議会 ひょうご若年性認知症生活支援相談センター 保健師）

「私が仕事を終えて家に帰ると、水を入れたやかんがガスコンロに置いてある。おばあちゃんが、私らにお茶を入れようとしたのだと思うと、申し訳ない気持ちになる」認知症の姑さんを介護しているお嫁さんのこの言葉に導かれて、私の認知症ケアは始まりました。それは四半世紀以上も前、まだ認知症ケアの夜明け前のことです。「やかん」ひとつにも認知症の人の思いが宿り、家族の物語が潜んでいます。それをていねいにひも解くことがケアの原点であり、そこからケアする者、つまり私たち自身の「生」も育まれると思っています。

桑木 智美（くわき・ともみ）　認知症治療病棟看護師　　　　　　　　　　　　　　（公益財団法人浅香山病院 認知症専門病棟 看護師長）

精神科医療を必要とする認知症の患者さまと、その人をとりまくご家族や地域の方を対象として、当事者の生活のしづらさを理解し、穏やかな暮らしを提供していきたいと考えています。そのために、認知症の方とかかわる人たちと協働しながら、ケアを深く考えたいと思います。

坂上 智美（さかがみ・ともみ）　社会福祉士　　　　　　　　　　　（社会福祉法人ジー・ケー社会貢献会 グルメ杵屋社会貢献の家 相談員）

疾患に対する基本的な理解は当然ながら必要だと思いますが、私にとっての認知症ケアは「人とかかわる」という意味では特別なことではありません。その方の人生にかかわらせていただくうえで、専門職としての自覚は持ちながらも、自身の価値観を押しつけないように相手の気持ちを考えることを大切にしています。本人がいて、家族がいて、周りの人がいる。と言う当たり前の日常で、不安やイライラなどのマイナスの気持ちを最低限にとどめ、安心や幸せなどの穏やかな気持ちが最大限となるようなかかわりができるよう、心掛けています。

長谷部 幸与（はせべ・ゆきよ）　主任ケアマネジャー　　　　　　　　　（住之江区加賀屋・粉浜地域包括支援センター 主任ケアマネジャー）

今振り返れば若年性認知症だった母。年齢を聞くと「....29？」と自信がなさそうに答えておきながら、娘と同じ年齢では辻褄が合わないことを指摘すると「世の中そんなこともある」と自信たっぷりに笑顔で答えていました。当時はそんな母が愛おしく、つらいことがあっても、ともに過ごす時間が楽しかったことを記憶しています。母の年齢に近づき、もし私が認知症になったとき一緒に笑ってくれる人はいるのかな、と考えることがあります。一人ひとりと丁寧に向き合い、自分の役割を認識して認知症支援に取り組む努力を積み重ねることが、認知症になっても住み慣れた町で笑顔で暮らせる地域づくりにつながるでしょう。

佐古 真紀（さこ・まき）　精神保健福祉士　認知症疾患医療センター　　　　　　　　（公益財団法人浅香山病院 精神保健福祉士）

認知症の情報が世の中にあふれ、啓発も進んでいるはずなのに、疾患についての知識不足による誤った対処法により症状が悪化し、ご本人やお世話する方が大変な思いをされているケースが少なくありません。ご家族をはじめ認知症の医療・介護にかかわるスタッフの方々にこの病気の正しい知識やケアの方法を知っていただくことで、安心して日々の暮らしを送っていただければと思っています。ご本人とご家族の思いを中心に置きながら、その支援にかかわる最前線のスタッフのみなさんと協働していくことで、人々の生活の質を高めていければと考えています。

長渡 智恵美（ながと・ちえみ）　主任ケアマネジャー　　　　　　　　　　（泉アークス株式会社 泉介護支援センター 主任ケアマネージャー）

訪問介護事業所で経験を積んだ私は、介護福祉士の資格を取得後、介護老人保健施設の生活相談員と在宅介護支援センターの生活相談員を経て泉介護支援センターへ入職しました。平成28年2月に主任介護支援専門員の資格を取得し「目先のことにとらわれず」「認知症の本人の心の声を聞き」「求めるものを探す」ことを大事にしています。仕事をしながら常に感じているのは「私の母だったら」という純粋な気持ちです。ケアマネジャーとしての専門性を高め、日々の介護が生活の一部として受け入れられる支援を目指していきたいと思っています。

中村 美紀（なかむら・みき）　主任ケアマネジャー　　　（泉アークス株式会社 泉介護支援センター ケアプランセンター 主任ケアマネージャー）

服飾業界から介護の世界へ転職し、福祉用具専門相談員の業務を経験後、介護支援専門員となり現在勤める泉介護支援センターで利用者の支援を行っています。平成27年2月には主任介護支援専門員の資格を取得しました。「すべてを受け入れ、あわてず利用者さまの状態の分岐点を見逃さない、そしていつも、元気に明るく」がモットーです。病気が進行するなかでご本人に残された機能に目を向け、「認知症になって不便だけど、決して不幸ではない」ように生きるためにできることは何か、という課題に向き合っています。

田中 綾（たなか・あや） 施設管理者　　　　　　　　　　　　　　　　　　　　（社会福祉法人ジー・ケー社会貢献会 グルメ杵屋社会貢献の家 理事・施設長）

人が人とかかわるとき、まずは相手を知ることから始まります。社会生活において私たちは互いを知ることで気遣い、配慮し、相手との違いを知り、人としての尊厳を考える力を育てています。しかし、認知症の人はこの尊厳を考える力が衰え、自分自身では育て難くなる時が来ます。認知症ケアとはそのような相手の自尊心を守りながら関係を継続していくことだと私は考えています。生活をともにし、人生にかかわるなかで互いの尊厳を保っていくことが、ケアに携わる者として最も大切にすべきことの一つだと思いつつ、法人スタッフとともに仕事を通じて人生を楽しみ、社会に貢献できる実践に取り組んでいます。

玉井明美（たまい・あけみ） ホームヘルパー　　　　　　　　　　　　　　　　　　　　　　　（株式会社マザーハウス ヘルパーステーション 管理者）

ある大雨の夜、一人のおばーちゃまがスポーツジムにやってきました。70～80歳ぐらい、スウェットにセーター姿で、笑ったり誰かに話しかけているようにも見えました。作動中のランニング・マシンに乗ろうとしたため、スタッフが駆け寄り話しかけたところ、行動を妨げられたおばーちゃまは攻撃的になりかけていました。私は無意識に傍へ寄り添い「おばーちゃま、来てくれたの？」と声をかけましたが、何を聞いても「トコトコトコトコ…」としか話せません。リハビリパンツがかなり濡れていましたが、脱ぎ方がわからないようでした。これが認知症の人との出会いでした。どこから来られたのかわかりませんが、怪我することなく無事に保護してもらえてホッとしました。こうした経験を重ねながら頑張っていこうと思っています。

木下淳史（きのした・あつし） 精神保健福祉士・主任介護支援専門員　　　　　　　　　　　　　　　　　（堺第2地域包括支援センター長）

認知症の方や家族の方とかかわる機会は多くありますが、症状も人それぞれで、その人ごとの思いや希望に寄り添うために何ができるのだろうかと、日々悩みながら支援しています。自分の気持ちをうまく表現できず、不安でいっぱいなのにかかわりを拒否されたり、誰かの援助が必要と感じながら最後までご自身で頑張ろうとする人もいます。表面的な発言や行動からは見えてこない、その人の心の奥にある感情や、自身でも気づいていない思いに寄り添った支援ができたらいいなと考えながら、日々仕事をしています。うまくいかないことも多いですが、認知症の方やご家族さんに教えられたことを活かしていきたいと思っています。

大西晴枝（おおにし・はるえ） 訪問看護ステーション 看護師　　　　　　　　　　　　　　　　　　　（ひまわり訪問看護ステーション 所長）

病棟で勤務をしていた頃、若い看護師が年配の認知症患者様の髪をおかしな括り方にして笑っているのを見て、腹が立ち仕方がなかったことを覚えています。私が家族だったら「バカにしないでください」と怒ったでしょう。一人の人間として敬意を持って接することを忘れてはいけません。いま母がアルツハイマー型認知症になり、少しずつできないことが増えていくのを目にしていると、かわいそうでつい涙が出ます。何もわからないのではなく、できない自分を情けなく思い、落ち込む時があるのです。おかしな行動に「なぜこんなことをしたのか」と怒るのではなく、その意味をより深く考え予測し対応することが大切だと思っています。

鎌田大啓（かまた・ともひろ） 作業療法士　　　　　　　　　　　　　　　　　　　　　　　　　　　　　　　（株式会社 Trape 代表取締役）

どんな状況になっても「生活者」としてみること。そして「今」をよりよく生きていただくため、常に「ひと」「環境」「作業（活動）」という視点から、認知症をもつ人とかかわるようにしています。その方の「よさ（強み）」、周囲の環境の「よさ（強み）」、そしてそこで生み出される作業（活動）の「よさ（強み）」を1ミリでも見いだすことが重要です。その方がなりたい姿と現状とのギャップのせいで低下した生活行為力は、この「よさ（強み）」をReデザインすることでマネジメントしていくのです。こうした地道なケアを繰り返し行っていきながら、「今」をよりよく生きていただく応援団でありたいと思います。

片倉律子（かたくら・りつこ）　言語聴覚士　　　　　　　　　　　　　　　（公益財団法人浅香山病院 リハビリテーション室 言語聴覚士）

病院で勤務していると、誤嚥性肺炎を繰り返す認知症の方と出会う機会が少なくありません。ご本人の食への意欲やご家族の食べてほしい気持ちと、実際の嚥下機能（食べる能力）との間で葛藤する毎日です。その方の生活リズムに合わせてゆっくり食事を摂ることができれば、病気のつらい状況を軽減できるのですが、おそらく出会った時が最も機能が保たれている進行性の病気を前に、リハビリに携わる者としての無力さを感じています。それでも「全く食べられなくなる人のほうが少ない」ことを励みに、少しでも長く安全に食べていただけるよう、抵抗がなく楽しみながら口腔機能や認知機能を維持する方法を模索していきたいと思っています。

田邊智彦（たなべ・ともひこ）　理学療法士　　　　　　　　　　　　　　　　　　　　　　　　　　（YAWARA GROUP 代表）

2025年には、全世帯の4軒に1軒は高齢者のみの世帯となり、そして65歳以上の5人に1人が認知症高齢者となる時代がやってきます。「高齢者世帯の増加」「多死社会・孤独死」「認知症高齢者の増加」といった社会問題を前に、認知症の方々を地域でどのようにケアしていくのかはとても大きな課題です。他者とのかかわりが難しくなる認知症の方々と「社会」とをどのようにマッチングさせていくかは、医療や介護・福祉だけの視点で解決するには難しい問題ではないでしょうか。私たちは「在宅生活を支援する」という視点で、さまざまな方向から認知症の方々と接し・かかわりながらサービスを提供していきたいと考えています。

三好豊子（みよし・とよこ）　認知症看護認定看護師　　　　　　　　　　　　　　　（公益財団法人浅香山病院 精神科外来看護師長）

多くの認知症は、身体的・精神的に安定したよい状態を長く維持できれば進行を遅らせることができます。その人がどのような人だったのか関心を持ちながら、うまく表現できない言葉や行動の意味を考え、生活の不自由さや深い悲しみ、強い不安、歯がゆさを受け止め、できないことより「自分でできる」思いを感じてもらうことが心身の安定につながると考えます。私たちは、日々を安心して過ごせる「さりげない支援」について考え、人として専門職としてできることを意識し、病気を理解して、できないことを知りできる方法を模索しています。そして認知症をもつ人と家族を支えるチームの一員として、皆でこれらを共有していきたいと思っています。

平井敬子（ひらい・けいこ）　介護福祉士、認知症ケア専門士　　　　　　　　　　　（公益財団法人浅香山病院　スーパー・ケアワーカー）

認知症病棟で働き始めた頃、「認知症の方の行動には、すべて意味がある」と教えられましたが、毎日患者様にかかわる中で「どうしてこんなことをするんだろう？」という疑問ばかりが山のようにありました。その後「認知症治療の第一選択は、非薬物療法である」ことも知りました。入院しながら薬を使わないでいることに矛盾を感じましたが、今はそれこそが私のケアの柱となり、認知症の方をとりまく環境こそが最大の薬だと感じる日々を送っています。病態の理解があれば納得ができ「どうしてこんなことをするのか？」と責める気持ちが薄れます。認知症の本当の治療は、周りの私たちが必要としているのではないかと思えてきます。

稲田敬子（いなだ・けいこ）　ホームヘルパー　　　　　　　　　　　　　　　　　　（公益財団法人浅香山病院　スーパー・ケアワーカー）

認知症病棟に勤めて約11年になります。はじめは患者様の症状にびっくりすることが多く、自分の中で何も整理がつかないまま先輩たちを見よう見まねでケアを重ね、いつの間にか「力任せ」になっていたことを思い出します。いつ頃からか自身のケアに信念を持てるようになり、ケアワーカーであっても「病気の理解」と「患者の心理的理解」そして「倫理」を大切にすることで、患者様の言動や行動に意味が見いだせて、私の気持ちも楽になりました。お世話する患者様のほとんどが終末期にあるため、人生の最後に「笑顔」でいてもらえるよう、病気をより理解しながらその人を愛していこうと思っています。

山本朝美（やまもと・あさみ）　認知症看護認定看護師　　　　　　　　　　　　　　　　（公益財団法人浅香山病院 認知症看護認定看護師）

認知症になると、何もできない、わからないというイメージがまだまだあり、ご本人の気持ちが置き去りになっているように感じます。私が、心がけていることは、認知症を患うご本人とそのご家族が笑顔で安穏に暮らすためには、何ができて何が難しいのか、どのようなサポートが必要なのかを考えることです。また、自分が考えるケアがご本人やご家族にとって心地よいものであるように、本人をはじめ他者の意見を聞くことが大事であると思っています。認知症ケアは他職種との連携は大切なため、認知症の方がかかわるさまざまな場所に興味をもって出かけるようにしています。

大塚幸子（おおつか・さちこ）　家族介護者

主人が52歳の頃に若年認知症アルツハイマーを発症し、69歳まで介護を続けていました。家族でこの病気とどう向き合うかを相談し、主人も子どもたちも残された時間を悔いのないように暮らしていこうと話し合い、現状維持ができるための工夫を考えながら前向きに過ごしてきました。そうして主人は最後まで穏やかな表情を失わず、家族に思い出を残してくれました。私の経験してきたことが、現在介護されている方々の力になれたらと思っています。

上坂佳也子（かみさか・かやこ）　家族介護者

50代前半に若年性アルツハイマーを発症した夫は、現在65歳。診断されてから10年になります。先日、特に親しくしていた友人がお見舞に来てくれる話があり、主人に伝えました。言葉はないのですが、顔つきがさっと曇りました。「つらいんか？」と聞くと頷いたので「そんならそう言うわ」と返事して、お見舞は結局断りました。すでに重度の認知症ではありますが、主人は時折、心の中に抱えているものを見せてくれます。その度に胸詰まる思いがしますが、できることを大切にしながら笑って過ごそうと決心しています。

山口利枝（やまぐち・としえ）　緩和ケア認定看護師　　　　　　　　　　　　　　　　　（公益財団法人浅香山病院 緩和ケア認定看護師）

緩和ケア病棟で勤務しております。緩和ケアも認知症看護も、その人の尊厳を護り、その人の生きてこられた人生・人となりを大事にすることが、とても大切だと常々感じております。

勝田絵里（かつだ・えり）　看護師　　　　　　　　　　　　　　　　　　　　　　　　　　　　　　　（公益財団法人浅香山病院 看護師）

私が最初に配属になったのは認知症病棟でした。初めてのことが多く戸惑ってばかりいた当時を思い出します。その職場で一緒に働かせていただいた師長さんに「患者さんができることには手を出さない。残存機能を失わせてはいけない。常に患者さんの立場になって考える。自分がされたらどうかを考えて看護しましょう」と指導いただいたことを今でも覚えていて、それを大事に日々看護をしています。

谷向 知（たにむかい・さとし）　認知症専門医　　　　　　（愛媛大学大学院医学系研究科 地域健康システム看護学講座 老年精神地域包括ケア学 教授）

認知症の本質は、記憶障害でもなく生活障害でもなく、実は関係性の障害にあると感じています。本人と家族やケア提供者が対立構造になっていたり、休・退職を余儀なくされ外出が減り人とのつながりが薄くなっているのです。一方でそうはならず「こんなふうに歳をとれたらいいなあ」と思いながら診察することも随分あります。本人から介護者に対し「ありがとう」「お蔭さんで」という言葉が多く、家族からは本人を敬い愛おしむ温かいまなざしが注がれます。現在のところ認知症は完治や撲滅ができない疾患ですが、本人との関係を良好に保ち、地域・社会とのつながりを維持していくことで、誰もが心地よく生活していけると信じています。

用語集

機関やサービス／職種

機関やサービス ─────

認知症疾患医療センター：都道府県および指定都市により認知症専門医療の提供と介護サービス事業者との連携を担う中核機関として指定を受けた医療機関。全国で約500カ所の設置を目標としている。

地域包括支援センター：地域住民の保健・福祉・医療の向上、虐待防止、介護予防マネジメントなどを総合的に行うことを目的とする、介護保険法で定められた機関。各区市町村が設置する。

デイサービス（通所介護）：日帰りで施設に通い、食事や入浴など日常生活上の介護や機能訓練を受け、閉じこもり防止、孤独解消、ストレスの軽減、精神面での維持向上を図る。家族の負担軽減や高齢者の自立を支援する介護保険サービスの一つ。

ショートステイ（短期入所生活介護）：数日～最大30日のあいだ施設へ入所し、日常生活の介護や機能訓練などの介護を受けながら施設での生活を送ることのできるサービスで、家族介護者の負担軽減もその利用目的の一つ。要介護1～5の人を対象とする。

小規模多機能居宅介護：可能な限り自立した日常生活を送れるよう、利用者の選択に応じ、施設への通いを中心に短期間の宿泊や自宅への訪問介護を組み合せる。家庭的な環境と地域住民との交流のもとで日常生活上の支援や機能訓練を行うサービス。

療養型の病院：長期の介護・医療のケアを必要とする人のための施設。医療保険が適用される医療療養病床（医療型）と、介護保険が適用される介護療養病床（介護型）がある。

接骨院：柔道整復師の国家資格を持つ接骨医・整骨医が柔道整復術を行う施術所。整骨院、ほねつぎとも呼ばれる。

職　種 ─────

ケアマネジャー（介護支援専門員）：介護保険制度においてケアマネジメントを実施する有資格者。要支援・要介護認定者およびその家族からの相談を受け、介護サービスのケアプランを作成し、他の介護サービス事業者との連絡・調整を行う。

訪問看護師：訪問看護を行う看護職員。病院や診療所、訪問看護ステーションに所属する。訪問看護師として活動するためには看護師資格が必要。

外来看護師：医師の診察補助業務のほか、医師の指示のもと、診療前に問診や採血・注射などの処置を行い、治療上の不明点や注意事項など患者に必要な情報を提供する。また地域連携室や訪問看護ステーションなどと連携してチーム医療に参加する。

保健師：市町村の保健センターや企業、学校などに常駐し、地区活動や健康教育・保健指導などを通じて疾病の予防や健康増進などの公衆衛生活動を行う。

かかりつけ医：日本医師会では「なんでも相談できるうえ、最新の医療情報を熟知して、必要な時には専門医、専門医療機関を紹介でき、身近で頼りになる地域医療、保健、福祉を担う総合的な能力を有する医師」と位置づけている。

認知症専門医：日本認知症学会または老年精神医学会の会員で、認知症診療において十分な経験と知識を有し同学会の審査に合格した医師のこと。認定には認知症の臨床に従事し、学会認定の教育施設において3年以上の研修を修了するなどの要件がある。

理学療法士（Physical Therapist；PT）：ケガや病気などで身体に障害のある人や障害の発生が予測される人に対し、座る、立つ、歩くなど基本動作の能力回復や維持、障害の悪化予防を目的に、運動療法や物理療法などを実施する。

作業療法士（Occupational Therapist；OT）：おもに理学療法のリハビリで基本動作能力が回復した患者に対し、応用動作と社会適応のための能力回復、すなわち日常生活をスムーズに送るための複合的動作を可能とする訓練を行う。

言語聴覚士（Speech-Language-Hearing Therapist；ST）：生まれつきの障害や脳機能障害などのため話したり聴くことが不自由な人に対して、言語能力や聴覚能力を回復させるリハビリテーションを行うほか、摂食・嚥下の問題にも専門的に対応する。

精神保健福祉士（Psychiatric Social Worker；PSW）：精神保健福祉領域のソーシャルワーカー。社会福祉学を基盤として、精神障害者が抱える生活問題・社会問題の解決に向けた援助や、社会参加への支援活動を行う。

社会福祉士：「社会福祉士及び介護福祉士法」に基づき、医療・福祉・教育・行政機関などで日常生活を営むことに問題がある人からの相談に対して助言や指導・援助を行うほか、他職種との連携や調整の

援助を行う。

介護福祉士：高齢者や身体の不自由な人の食事や入浴、車いすでの移動補助などの身体介護のほか、家族介護者やヘルパーに対し指導や助言も行う。さまざまな社会福祉施設や訪問介護など活躍の場は幅広い。

メディカルソーシャルワーカー（MSW）：保健医療機関で患者や家族が抱える経済的・心理的・社会的問題の解決と調整を援助し、社会復帰の促進を図る。資格はないが、多くの病院では社会福祉士の資格を保持することを要件としている。

ホームヘルパー（訪問介護員）：サービス利用者の自宅を訪問し、食事や排泄、入浴などの身体介護および生活援助を通して利用者の生活を支えるサービスを提供する。都道府県指定の事業者が実施する介護職員初任者研修の受講が必要。

ガイドヘルパー（移動介護従業者）：全身性障害・視覚障害・知的障害などにより、一人で外出するのが困難な人に付き添い、車いすや交通機関利用、衣類の脱着、代読・代筆、食事や排泄などのサポートを行う。従事のための要件は市町村ごとに異なる。

薬　剤

※ [ ] 内の数字は記載ページ（各項の初出）

一般名（50音順）	商品名（代表的なもの）	効　能
アマンタジン塩酸塩 [82]※	シンメトレル	パーキンソン症候群、脳梗塞後遺症に伴う意欲・自発性低下、A型インフルエンザウイルス感染症
アルジオキサ [72]	イサロン、アスコンプ	胃潰瘍、十二指腸潰瘍、胃炎における自覚症状および他覚所見
アルファカルシドール [82]	アルファロール、ワンアルファ	骨粗鬆症（3μgの剤形は除く）／次の疾患におけるビタミンD代謝異常に伴う諸症状（低カルシウム血症、テタニー、骨痛、骨病変など）の改善／慢性腎不全、副甲状腺機能低下症、ビタミンD抵抗性クル病・骨軟化症、未熟児（内用液のみ）
アレンドロン酸ナトリウム [72]	フォサマック、ボナロン	骨粗鬆症
エピナスチン塩酸塩 [72,78]	アレジオン、エピナスチン塩酸塩内用液「タイヨー」	気管支喘息、蕁麻疹、湿疹・皮膚炎、皮膚そう痒症、痒疹、そう痒を伴う尋常性乾癬、アレルギー性鼻炎
エペリゾン塩酸塩 [72]	ミオナール	頸肩腕症候群、肩関節周囲炎、腰痛症による筋緊張状態、脳血管障害、痙性脊髄麻痺、頸部脊椎症、術後後遺症（脳・脊髄腫瘍を含む）、外傷後遺症（脊髄損傷、頭部外傷）、筋萎縮性側索硬化症、脳性小児麻痺、脊髄小脳変性症、脊髄血管障害、スモン（SMON）、その他の脳脊髄疾患による痙性麻痺のほか、緊張型頭痛に応用
カルシトリオール [78]	ロカルトロール	慢性腎不全、副甲状腺機能低下症、クル病・骨軟化症におけるビタミンD代謝異常に伴う諸症状、骨粗鬆症
クエチアピン フマル塩酸 [121,131]	セロクエル	統合失調症
グリセリン [78]	グリセリン浣腸液	便秘、腸疾患時の排便
クロナゼパム [82]	リボトリール、ランドセン	小型（運動）発作（ミオクロニー発作、失立 [無動] 発作、点頭てんかん [幼児けい縮発作、BNS けいれんなど]）、精神運動発作、自律神経発作
ジクロフェナクナトリウム [39]	ボルタレン、レクトス	関節リウマチ、変形性関節症、腰痛症、後陣痛の鎮痛・消炎、手術後の鎮痛・消炎、他の解熱剤では効果が期待できないか、あるいは他の解熱剤の投与が不可能な場合の急性上気道炎（急性気管支炎を伴う急性上気道炎を含む）の緊急解熱
センナエキス [78]	アジャストA	便秘症
炭酸水素ナトリウム [95]	炭酸水素ナトリウム、重曹	次の疾患における制酸作用と症状の改善。胃・十二指腸潰瘍、胃炎（急・慢性胃炎、薬剤性胃炎を含む）、上部消化管機能異常（神経性食思不振、いわゆる胃下垂症、胃酸過多症を含む）／アシドーシスの改善、尿酸排泄の促進と痛風発作の予防
チアプリド塩酸塩 [131]	グラマリール	脳梗塞後遺症に伴う攻撃的行為、精神興奮、徘徊、せん妄の改善、特発性ジスキネジアおよびパーキンソニズムに伴うジスキネジア
ドネペジル塩酸塩 [52,64,72,98,108,121,130]	アリセプト	アルツハイマー型認知症およびレビー小体型認知症における認知症症状の進行抑制

一般名（50音順）	商品名（代表的なもの）	効　能
パロキセチン塩酸塩 [94]	パキシル	うつ病・うつ状態、パニック障害、強迫性障害、社会不安障害（社交不安障害）、外傷後ストレス障害
ハロペリドール [78]	セレネース	統合失調症、躁病／応用として夜間せん妄、強度の不安感や緊張感、興奮、頑固な不眠
ビペリデン塩酸塩 [78]	アキネトン、タスモリン	向精神薬投与によるパーキンソニズム、ジスキネジア（遅発性を除く）、アカシジア／特発性パーキンソニズム／その他のパーキンソニズム（脳炎後、動脈硬化性、中毒性）
フルボキサミンマレイン酸塩 [89]	ルボックス、デプロメール	うつ病およびうつ状態、強迫性障害、社会不安障害（社交不安障害）／応用として摂食障害、過食嘔吐、月経前不快気分障害、パニック障害、外傷後ストレス障害など
グリセリン [78]	グリセリン浣腸液	便秘、腸疾患時の排便
ブロチゾラム [75]	レンドルミン	不眠症、麻酔前投薬
ポリカルボフィルカルシウム [95]	コロネル、ポリフル	過敏性腸症候群における便通異常（下痢、便秘）および消化器症状
メマンチン塩酸塩 [130]	メマリー	中等度および高度アルツハイマー型認知症における認知症症状の進行抑制
モルヒネ塩酸塩 [39]	アンペック	激しい疼痛を伴う各種がんにおける鎮痛
ラコール NF [39]	ラコール	長期にわたり経口的食事摂取が困難な場合の経管栄養補給
ラメルテオン [120]	ロゼレム	不眠症における入眠困難の改善
リスペリドン [64, 78]	リスパダール	統合失調症／小児期の自閉スペクトラム症に伴う易刺激性
リバスチグミン [52]	リバスタッチ、イクセロン	軽度・中等度のアルツハイマー型認知症における認知症症状の進行抑制
レボドパ（L- ドーパ）[125]	メネシット、ネオドパストン、ドパコール、デュオドーパ	パーキンソン病、パーキンソン症候群
ロキソプロフェンナトリウム [72]	ロキソニン、オロロックス	関節リウマチ、変形性関節症、腰痛症、肩関節周囲炎、頸肩腕症候群、歯痛の消炎鎮痛／急性上気道炎（急性気管支炎を伴う急性上気道炎を含む）
酸化マグネシウム [75, 89]	マグラックス、マグミット	便秘／胃・十二指腸潰瘍、胃炎（急・慢性胃炎、薬剤性胃炎を含む）、上部消化管機能異常（神経性食思不振、いわゆる胃下垂症、胃酸過多症を含む）における制酸作用と症状の改善／尿路蓚酸カルシウム結石の発生予防
麦門冬湯 [75]	ツムラ麦門冬湯エキス	痰の切れにくい咳、気管支炎、気管支喘息
抑肝散 [78]	ツムラ抑肝散エキス	神経症、不眠症、小児夜なき、小児疳症

キーワード（アルファベット・50音順）

※ [　] 内の数字は記載ページ（各項の初出）

ADAS（Alzheimer's Disease Assessment Scale）：記憶を中心とする認知機能検査で、アルツハイマー型認知症に対するコリン作動性薬物による認知機能の評価をおもな目的としている。0〜70点の範囲で高得点ほど障害の程度が増す。[108]※

BPSD（Behavioral and Psychological Symptoms of Dementia）：認知症により、本人がもともと持つ性格や環境、人間関係など多様な要因が絡み合って現れる症状。暴言や暴力、興奮、抑うつ、不眠、昼夜逆転、幻覚、妄想、せん妄、徘徊、

もの盗られ妄想、弄便、失禁など人によって出現の仕方はさまざま。[iii, 106, 128]

CVポート：正式には皮下埋め込み型ポートと呼ばれる、中心静脈カテーテルの一種。皮膚の下から薬剤を投与するために使用する。[39]

HDS-R（改訂長谷川式簡易知能評価スケール）：正常な高齢者から認知症をもつ人をスクリーニングするための検査。高齢者の大まかな知的機能について障害の有無や程度を判定できる。30点満点で20点以下の場合は認知症の疑いが高くなる。

[13, 54, 88, 98, 120]

MMSE（Mini Mental State Examination）：認知症の診断用にアメリカで開発された質問セット。見当識、記憶力、計算力、言語的能力、図形的能力などをカバーする。30点満点で24点以下の場合は認知症の疑いが高くなる。[13, 52, 64, 74, 98, 124]

アミロイドイメージング：アルツハイマー型認知症の原因物質とされるアミロイドが脳にたまっているかどうかを PET（Positron Emission Tomogoraphy）を利用して検査する方法。[96, 108]

萎縮：年を取るに連れて少しずつ脳が萎縮して皺が大きくなる状態。60〜65歳くらいから肉眼的に萎縮が明らかになる。主な原因の一つに神経細胞数の減少が挙げられる。[10, 64, 75, 88, 98, 108, 132]

易怒性：些細なことですぐ怒りを露わにする性質。認知症などの精神障害や、セロトニン症候群などの症状の一つと言われる。易刺激性と同義とされることもある。[32, 62, 108, 130]

医療保護入院：精神障害者を対象とした入院の形態の一つ。入院の必要性が明白であると医師が判断したにもかかわらず本人から同意が得られない場合に、配偶者や扶養義務者などから入院の同意を得て行うもの。[65, 74, 89]

陰性感情：嫌悪や怒り、憎しみ、不信感などの否定的な性質の感情。[96]

インフォーマルサポート：国などが行う公式な各種サービス（フォーマルサポート）に対して、家族や友人、近隣住民、ボランティアなど非専門職による非公式な支援のこと。[31, 103]

嚥下：口から取り込んだ水分や食べ物を、咽頭と食道を経て胃へ送り込むこと。[13, 25, 39, 75, 110, 120, 166]

音楽療法：音楽の持つ生理的・心理的・社会的働きを利用して、心身の障害の回復や機能の維持改善、生活の質を向上するために行われる治療的、教育的技法。[108]

近時記憶障害：近時記憶とは数分から数カ月の記憶のことで、近時記憶障害は5分前や昨日の出来事など最近覚えた記憶に生じる障害。[138]

幻視：実際には存在しないものを見たり

聞いたり感じたりする。レビー小体型認知症にみられる初期症状。子どもや人、動物などが現れることが多い。[36, 118, 131]

抗血小板薬：血小板の働きを抑えて血小板凝集を抑制し、血栓の形成を抑制する薬剤。おもに動脈硬化に基づく血栓症（脳梗塞、心筋梗塞、閉塞性動脈硬化症など）の治療・予防に用いる。[98]

作業所：障害によって働くことが困難な障害者の日中の活動をサポートする福祉施設のこと。共同作業所や小規模作業所とも呼ばれる。障害者自立支援法に基づく就労継続支援事業所。[36, 53]

視空間失認：空間の配置を正しく理解できない症状。アルツハイマー型認知症にみられることがある。[52]

自動採尿器：ポータブルトイレへの移乗に不安のある場合や、介護力が不足している場合に用いる機器。大便には使用できない。[46]

終末期：病気が治る可能性がなく、数週間〜半年程度で死を迎えるだろうと予想される時期。[4, 11, 16, 24, 30, 32, 36, 72, 86, 106, 119, 166]

障害者手帳：身体障害者手帳、療育手帳、精神障害者保健福祉手帳の総称。取得すると障害の種類や程度に応じてさまざまな福祉サービスを受けることができる。[112]

障害年金：ケガや病気が原因で精神や身体に障害をもつ人で、仕事をするときや日常生活を送るうえで支障のある場合に年金や一時金を支給する制度。[89]

常同行動：同じ行動や行為を目的もなく何度も繰り返し続けること。統合失調症の緊張型や自閉症、脳炎後遺症、前頭側頭型認知症などで見られる症状。[86]

小脳梗塞：動脈硬化により小脳の血管に血栓や閉塞が生じて発症する。手足、口、目など運動や体全体のバランス機能に障害が起き、ふらつきやろれつが回らないなどの症状が現れる。[98, 108]

自律神経症状：内臓の働き、血圧や体温の調節、食べ物の消化、血管・瞳孔・汗腺の機能の調整などを司る自律神経の乱れが引き起こす症状。[36, 118]

遂行機能障害：目的を持った一連の活動を効果的に成し遂げられなくなること。無計画な行動、物事の優先順位をつけられない、いきあたりばったりな行動をとるなど。[64]

ストーマ：便や尿を排泄するために腹壁に造られた人工肛門・人工膀胱の総称。[39, 106]

成年後見人制度：認知症などで判断能力が十分でない人を法律的に支援・援助する制度。法定後見と任意後見があり、任意の契約で依頼された人、もしくは親族が後見人として選出される。[97]

セカンドオピニオン：今かかっている医師（主治医）以外の医師に求める第2の意見。[98]

せん妄：意識障害により脳が混乱し、幻覚・錯覚や異常な行動がみられる状態。[iv, 32, 64, 82, 118, 120]

側頭葉：脳の側面、外側溝の下に存在する大脳葉のひとつで、言語、記憶、聴覚にかかわっている部位。障害されると聴覚性失認となり、音を認識できない皮質聾や、聞こえる音が判断できない環境音失認などを生じる。[31, 64, 75, 86, 98, 108, 133]

大脳皮質基底核変性症：大脳の萎縮や基底核の変性が起こることで、錐体外路症状や失行、認知症などさまざまな症状がみられる病気。[31, 120]

脱臼：関節を過度に伸展・屈曲することで骨が完全に外れてしまう障害。[32,62]

脱抑制：外的な刺激に対して衝動的に反応したり、内的な欲求を制御することができず本能のおもむくままに行動したりすること。前頭側頭型認知症の初期から認められる中核症状の一つ。[86,111]

中心静脈栄養：心臓に近い中心静脈に挿入したカテーテルを介して、高カロリー栄養輸液を投与する療法。[6,39]

虫垂炎：虫垂（右下腹部にある盲腸から出ている細長い器官）の炎症。過去に盲腸炎と呼ばれていた時期がある。[39]

陳旧性：おもに医学分野で時間の経過の程度を表す言葉。急性や亜急性よりも、さらに時間が経過した場合のこと。[108]

頭頂葉：大脳の中心に位置し、前頭葉や側頭葉、後頭葉に接する部位。障害を受けると半側空間無視、身体失認、着衣失行、失読失書、失算、ゲルストマン症候群、構成失行、観念性失行、観念運動性失行、肢節運動失行などを起こす。[64,98,108]

ドレーン：体腔内に溜まった水分や血液、リンパ液などを体外に排出するために用いられる管。誘導管、排液管とも言う。ゴムや合成樹脂でできている。[39]

認知症サポーター：NPO法人地域ケア政策ネットワーク全国キャラバンメイト連絡協議会が実施する「認知症サポーターキャラバン事業」における認知症サポーター養成講座の受講・修了者。[31]

認知症初期集中支援チーム：複数の専門職が、家族の訴えなどにより認知症が疑われる人や認知症の人およびその家族を訪問し、アセスメント、家族支援などの初期の支援を包括的・集中的（概ね６カ月）に行い、自立生活のサポートを行うチーム。〈厚生労働省〉[7,45]

ネグレクト：児童虐待、障害者虐待、高齢者虐待の一つ。子どもに対するネグレクトは育児放棄、育児怠慢、監護放棄。高齢者に対する場合には介護放棄とも言う。[97,143]

脳SPECT：体内に注入した放射性同位元素の分布状況を断層画面で見る検査。従来のCTでは表わせなかった血流量や代謝機能の情報が得られるため、脳血管障害や心疾患の診断で威力を発揮する。[64,98,108]

パーキンソン症状：安静時振戦・筋固縮・無動／動作緩慢・姿勢反射障害のほか、字が小さくなる、声が小さくなる、顔が脂ぎる、表情が乏しくなる、歩行時の前屈・すり足・小股・突進歩行、体が斜めに傾く、嚥下障害など。[36,118]

バイタルサイン：患者の生命に関する最も基本的な情報。心拍数・呼吸数・血圧・体温の４つに、意識レベルを加えることもある。[55,77,110]

ファーストタッチ：認知症をもつ人への初期のかかわり。[50,138]

フォーマルサポート：医療保険制度や介護保険制度などの法律・制度に基づいて行われる公的なサービスのこと。[31,153]

腹膜播種：がんが腹膜に広範囲にわたり転移している状態。[46]

腹腔内膿瘍：汎発性腹膜炎後の合併症として、横隔膜下、骨盤腔（ダグラス窩）、回盲部、網嚢、腸間膜間などに形成される膿瘍。[39]

訪問看護特別指示書：訪問看護を受けている利用者の病状が悪化して訪問看護が必要と主治医が判断した場合、月に１回２週間を限度として、訪問看護事業所に対して交付されるもの。[112]

ミオクローヌス：筋の一部、あるいは全体が突発的に速い不随意運動をくり返す状態。[75]

民間療法：広く民間で伝承されている方法で行う治療法。一般の医療機関以外で行われ、医療施設による指導などが行われていない療法のこと。[32,106]

レム睡眠行動障害：睡眠中、夢を見ながらその夢で見たと同じ行動を行う睡眠時随伴症。パーキンソン病やレビー小体型認知症の初期病変である可能性が示唆されている。[38]

ロングステイ：自宅での生活に復帰することを目標とする介護保健施設への入所のこと。[32,62]

おわりに

やさしい「こころ」や「思い」を行為に！

認知症専門医　谷向 知

　ある講演会のシンポジウムで、司会者が「認知症ケアで大切なことは何ですか？」と質問されました。同席していた「認知症の人と家族の会」代表理事の高見国生さんは「大切なのは知識！」とおっしゃり、私は「ハート！！」と答えました。司会者は、「えっ？」という表情をされ、会場におられた聴衆の方も、うなずく人より首をかしげている人のほうが多かったことを覚えています。

　それはおそらく、身内である家族は一所懸命に熱い思いで介護しており、専門医は豊富かつ最新の知識を駆使して診療にあたっていると想像されていた方がたくさんいたからだと思います。確かにその想像は決して間違っていません。しかし、認知症ケアの現場では思いだけが強すぎるために、混乱する本人や疲弊していく家族は少なくありません。ですから、高見さんの言葉には「家族はまず、認知症を病気としてしっかりと受け止め、〈正しい知識〉をもって介護にあたってほしい」というメッセージが込められていたのだと思います。

　逆に私の場合は、認知症の診断はしたものの、その後の診療では薬を処方するだけで、十分に話を聞いてくれないと感じている本人や家族の声を耳にすることが多いため、「ハート」という言葉が思い浮かんだのでした。

　では、知識とハートのどちらが大切でしょうか？　もちろん、どちらも大切！　入り口や立場が違うだけで、認知症の人にも家族の方にも自分らしい生活を送ってもらいたい、というゴールは同じです。認知症ケアでは、いろいろな職種の人が、それぞれの視点や熱い思いをもってチームをつくり、かかわっていくことが重要です。しかし、それぞれの思いばかりが強すぎると"船頭多くして船山に登る"になってしまいます。

　東日本大震災の後、『「こころ」はだれにも見えないけれど「こころづかい」は見える。「思い」は見えないけれど「思いやり」はだれにでも見える』という日本広告機構のCM

やさしい「こころ」や「思い」を行為に！　　173

が流れていました。宮澤章二さんがつくられた詩「行為の意味」の抜粋ですが、オリジナルの詩では、「こころづかい」や「思いやり」は、人に対する積極的な行為であるから見える、と書かれています。

　本書では、いろいろな疾患や病期の事例が取り上げられ、認知症をもつ人やその家族、そして多くの専門職の思いや考えが経時的に示され、積極的な行為として連携している様子が具体的に示されています。認知症ケアにはマニュアルはないと言われますが、参考にしていただけることも多いのではないかと思います。本書をご活用いただき、少しでも認知症をもつ人と家族、そして皆さんの現場に還元される一助になれば嬉しく思います。

2017年4月

（愛媛大学大学院医学系研究科 地域健康システム看護学講座
老年精神地域包括ケア学 教授）

認知症 ―― 本人と家族の生活基盤を固める多職種連携

2017年5月1日　第1版 第1刷発行　　　　　　　　　　　　　　　　　　　　　　　〈検印省略〉

編著：山川みやえ・繁信和恵

発行：株式会社 日本看護協会出版会

　　　〒150-0001 東京都渋谷区神宮前 5-8-2 日本看護協会ビル 4 階

　　　注文・問合せ／書店窓口 ● tel.0436-23-3271　fax.0436-23-3272

　　　編集 ● tel.03-5319-7171　web ● http://www.jnapc.co.jp

制作協力：今村陽子

印刷：三報社印刷株式会社

本書の一部または全部を許可なく複写・複製することは著作権・出版権の侵害になりますのでご注意ください。

©2017 Printed in Japan　　　　　　　　　　　　　　ISBN978-4-8180-2040-5